别让孩子在毒物中长大

韩柏柽　著

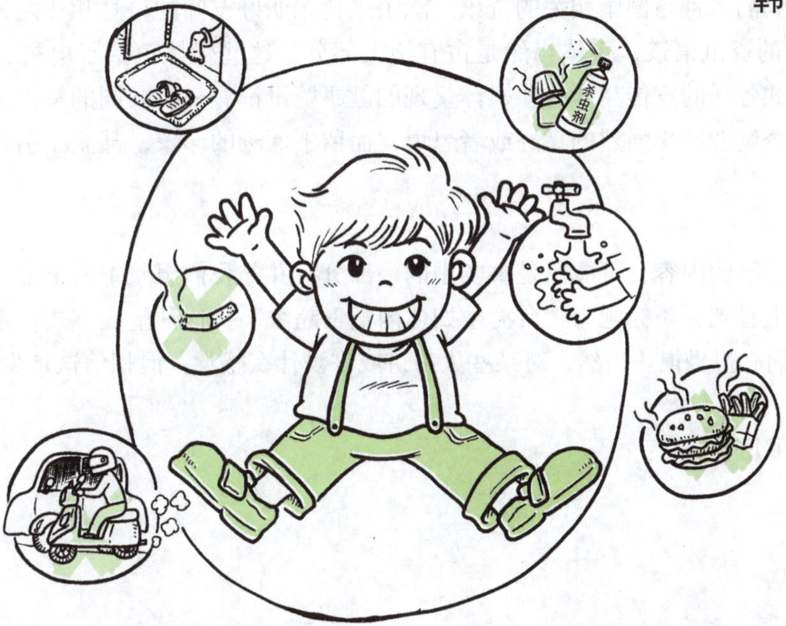

中国农业大学出版社

阅读之前

千万别被媒体再次毒害！

我们每天接触到的各种与健康相关的资讯，除了来自亲朋好友间的口耳相传之外，多数是来自于媒体。而亲朋好友的资讯渠道，媒体当然是占有绝大部分。这些媒体包括了电视、报纸、广播、网络、杂志，还有各式各样的宣传品。这些媒体呈现的健康资讯都有一个共同的特性，就是标题特别轰动、吸引人，特别令读者产生强烈的喜好或者恐惧，而留下深刻的印象，甚至于引导个人对这个消息的判断。

事实上，标题之下的内容，可能只是事实中的一部分，并非我们想象中的全部。例如：我们可能一早起床，在报纸上看到一条标题为“台湾孕妇体内塑毒超浓”，这种呈现方式肯定能立刻吸引孕妇的注意或是使孕妇们心生恐惧。当然，对某些人来讲或许没什么感觉，但相信这是少数中的少数。

这个标题透露了几个信息：

第一，对象是孕妇；

第二，塑毒；

第三，浓度超浓。

接着，目光被吸引的读者就会开始产生一连串的疑问：

第一，什么是塑毒？

第二，这些塑毒从哪里来？

第三，对孕妇的身体或胎儿有什么影响？

第四，孕妇们该如何预防或解决？

第五，问题真的有那么严重吗？

第六，我是其中那个倒霉鬼吗？

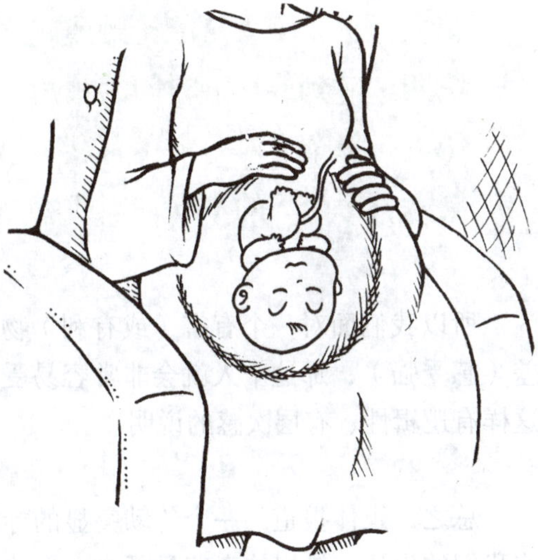

我们希望能从媒体得到描述完整、可以相信的说明，更希望可以找到解决或面对之道。

但解读媒体之后，我们常常有一个深刻的发现：那就是媒体往往为了哗众取宠，而断章取义，或以偏概全，甚至于翻译原文时扭曲原意。例如：媒体报道为了突显某一事件的好或不好，而用了研究结果中的极端值或极大值，成为媒体报道的标题。这样的呈现方式，容易让读者误以为这就是普遍的现象与结果。

事实上极端值代表了最少的人数或机会产生的结果，换句话说，一般普通大众，可能都只是一个平均的、一般性的危险。换言之，媒体报道的有害或有利的事件，归结之后对人体可能产生的“好”或“不好”，有一些基本的影响因素。

第一，有害（有利）物质的浓度（剂量）；

第二，有害（有利）物质的危害（有利）强度；

第三，每一个人可能接触或碰到的频率；

第四，碰到或接触时间的长短；

第五，每个人对有害（有利）事物的认知；

第六，每个人的不同基因或感受程度不同。

提醒

所以我们面对一个有害（或有利）物质，如果浓度高、强度强、频率高、时间长、认知差、基因差（感受强），那这个人就会非常容易受到物质的伤害（或有利）。但是一般媒体却很难给我们一个这样有逻辑性、有层次感的说明。

总之，媒体报道的一个耸动突显的标题，就把我们带入了无限想象的世界。若不想被媒体报道影响我们的生活，被媒体牵着鼻子走，影响到我们的行为，最好的办法，就是先了解媒体、解读媒体、不被媒体所误导，建立自己对健康议题的专业素养，才可以永保安康。

目录

Part 2 远离毒害，防毒看招

空气质量 3

紫外线&重金属 4

索引　毒物进入人体的途径

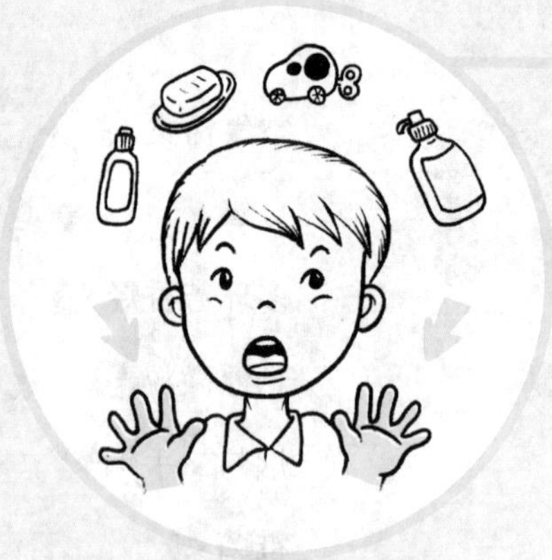

经口食入

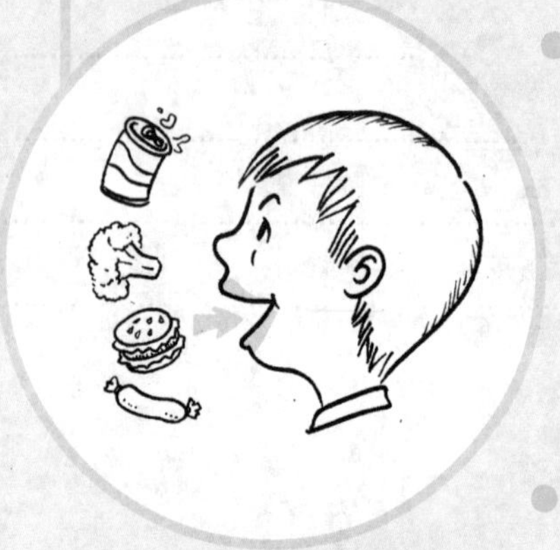

经皮肤接触

- 杀虫剂 P.87
- 挥发性有机化合物 P.95
- 三氯甲烷 P.1287
- 紫外线 P.176
- 汞 P.198

经鼻吸入

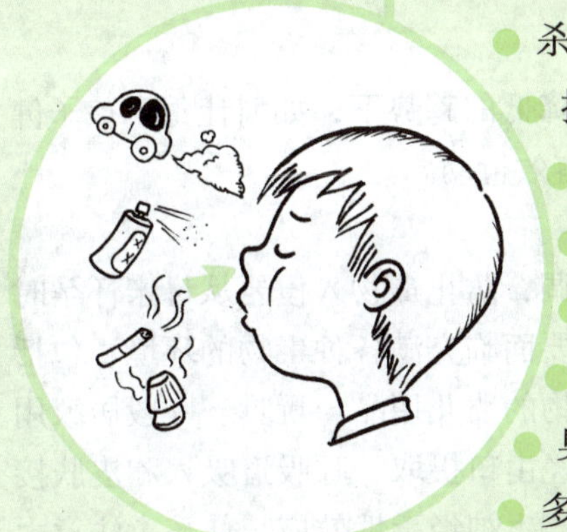

- 杀虫剂 P.87
- 挥发性有机化合物 P.95
- 多溴联苯醚 P.120
- 三氯甲烷 P.127
- 多氯联苯 P.132
- 空气污染 P.138
- 臭氧 P.144
- 多环芳香烃 P.150
- 悬浮微粒 P.155
- 烟与二手烟 P.163
- 霉菌 P.170
- 汞 P.198

【特别说明】

为了方便读者辨识及阅读，在本书中有数个图示，代表意义分别如下：

此种毒物会经口食入

此种毒物会经鼻吸入

此种毒物会经皮肤接触侵入

毒物的成因及来源

毒物对孩童的暴露方式

毒物对孩童造成的危害

本书作者提供的防毒方法

【推荐序1】

防止孩童受毒害的最佳行动指引

本书作者韩柏柽教授在台北医学大学任教，曾担任公共卫生学系主任、研究所所长、学生事务长，目前正担任图书馆馆长，不但教学、研究非常卓越，更积极投入社会服务。除了到台湾省各县市卫生局从事"计划生育——鼓励生育行销策略"的经验分享外，更积极推动无烟餐厅，带动拒吸二手烟风气，让大家有更好的用餐与生活环境。最近则将关注焦点集中在下一代健康上，进一步推广"别让孩子在毒物中长大"的观念及生活态度，为早日实现此理想，韩教授近年来非常用心地搜集国内外相关文献，并将其编写成书，实在令人敬佩，特以为序推荐。

大家都知道孩童是国家未来的主人，尤其在近年来生育率逐年降低的趋势下，如何让每个孩子健康地成长，成为国家未来的精英，确实有待大家用心思考，并采取有效行动。

本书可以说是"防止孩童受毒害"的行动指引，作者韩教授强调，防止毒物入侵要从母亲怀孕时开始，因已有研究证实从脐带血可检出毒素。况且孩子一出生，就要面临充满各种毒物的环境，包括食品添加物、含氯的自来水、含糖及二氧化碳的饮料、隐含各种毒物的婴儿用品与玩具、一般居家用品，以及空气污染、环境荷尔蒙和重金属污染等。这些毒性物质可经由口摄取、呼吸道吸入和皮肤接触，直接或间接吸收，而累积在孩童的血液与身体细胞中，不但会产生神经毒性效应，使孩童注意力不能集中及产生过动现象，而且也会伤害脑神经，导致孩童学习障碍及影响行为表现，甚至造成肝、肾及肺功能的损害。

为防止孩童受毒害，韩教授除了提供许多防毒妙招外，并强调"亲子总动员"及"让孩童做自己健康的守护神”的重要性，只要父母亲将防毒理念带入日常生活中，平时多加留意、用心守护家人健康，即可避免孩子受毒害。

本书内容丰富，用词浅显易懂，适合所有人阅读，是一本不可多得的好书。相信本书的出版，一定可以对未来孩童的健康扮演“生活指南”与“行动指引”的重要角色，本人在此郑重推荐。

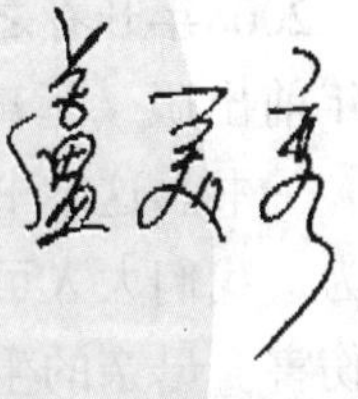

台北医学大学名誉教授
台湾“中华民国”护理师护士公会全国联合会常务监事
财团法人医院评鉴暨医疗品质策进会董事

【推荐序2】

多一份了解与预防　孩子健康就多一份保障

2008年开春之际，全世界乃至于中国台湾都期待有一个新的气象。本校本学院的韩柏柽教授，继多年前出版《远离生活中的毒物》之后，在迎向2008年的新趋势下，新出版《别让孩子在毒物中长大》一书。这本书的内容锁定儿童与环境毒物之间的潜在危险，对当今为人父母者而言，不可不看。因为，我们大人可能因为不知道、不小心或是疏忽的一些知识与行为，有可能造成孩子未来不可弥补的伤害。母亲的生活习惯及怀孕期间饮食、吸烟、使用药物，或接触生活中有毒污染物，都会影响婴幼儿早期健康。最近在巴黎召开的“环境流行病学与接触国际会议”中提到，孩童在幼年时期，甚至是双亲暴露在环境毒物中，都是值得注意的，因为可能影响其日后的代谢、心血管疾病及生殖问题。

我们平日面对健康议题的最好的态度，就是“预防胜于治疗”，本书提供了很多我们平常所忽略孩童们可能接触到的生活毒物知识，从“化学毒物与儿童健康”（如：未出生即受污染　脐带血检出毒素；化学毒物与孩子有什么关联；化学毒物导致孩子产生各种疾病；环境荷尔蒙影响孩子未来生育力；减少环境污染对儿童健康的实用措施）以及“生活防毒看招”（如：饮食陷阱、日常生活、空气质量、紫外线&重金属）两方面来谈。

如果我们多一份了解、多一份预防，孩子的健康也就多一份保障。俗语说：“勿以善小而不为，勿以恶小而为之”。所以，在生活中，我们可以做一点改变，多一点注意，也许部分不以为意、大而化之的习惯能有所约束，儿童很多的危害就可以避免上身。

本书最主要的特点是传达了一个科学普及化的信息，内容秉持“信、达、趣”的原则，就是希望内容能够正确无误地传达给每一位读者。当然，读者在阅读的时候能够带有生活乐趣，才能够让科学的东西平易近人、融入生活。韩教授平常教学研究与服务工作总是常有新的点子、新的做法，本书也不例外，读者一定很乐意有这样一本关心孩童健康的书面市，最重要的是本书写得浅显易懂，好像你我之间的对话；内容排版设计清爽易读，的确是一本值得推荐给大家的好书。

健康之道在“三养”——营养、保养与修养。保护健康免于环境毒物对我们及小孩的危害，是当今工业社会人人学会自保的第一课题。

谢明哲

台北医学大学教授兼公共卫生暨营养学院院长

【推荐序3】

抛弃鸵鸟心态，在生活中实践防毒妙招

身为小儿科医师，看到这本谈孩子和生活毒物之间关系的书，心中有许多感触。中国台湾的生育率下降，现代的人生活紧张、压力大，想拥有一个健康的孩子，成为每个父母心中深切的期盼。随着地球环境遭受现代工业产物的污染，一个新生命的诞生竟也可能是污染延续的开始。父母亲一定有这样的体验，当孩子生病时，看到孩子不舒服时痛苦的神情，让人心疼不已。我们深刻体验到，父母亲最希望看到的是孩子健康活泼、无忧无虑的笑颜，因此只要能力所及，一定竭尽所能提供给孩子最好的。

这本书的出版可能会给现在或即将成为父母的人带来一些冲击——原来孩子的健康不只是给他一个舒适的生活环境就好，这本书还告诉我们，从一个新生命的孕育过程开始，父母亲本身的生活形态就会影响孩子的未来，让“不要让孩子输在起跑点上”这句话有了一番新的注解。

父母不能有鸵鸟的心态，应更积极去了解生活中食、衣、住、行可能存在的潜在危害，因为这些有害物质经过长时间的累积，就像是一个不定时的炸弹，当累积剂量到达引爆点时，除了会危及自己的健康外，也会透过母亲的胎盘和脐带传给小孩。

阅读这本书可以教父母亲如何趋吉避凶，透过一些简单的妙招，让人容易在生活中实践，让自己和宝贝重建一个清净的身体。“预防重于治疗”，韩教授以他丰富的学识背景及研究经验，透过这本书告诉我们——“别让孩子在毒物中长大”。

江椿彬

马偕医院小儿部主治医师
小儿肠胃专科医师
小儿重症专科医师

【推荐序4】

让下一代远离生活中的化学毒害

黑心商品充斥，我们吃的牛肉有疯牛病还含有戴奥辛，猪肉可能有口蹄疫或是含有瘦肉精，养殖鲑鱼有致癌风险，蔬菜有农药残留，中草药含重金属……不光是吃的，用的东西也是危机四伏。有甲醛含量超过标准的寝具、含致癌物的毛巾、含荧光物质的童装、含重金属的玩具，以及含二甘醇的牙膏……

身为新闻工作者，我们经常要报道这类新闻，向民众发布“警讯”，提醒社会大众远离毒害；但这些报道确实也让人无所适从，因为，生活周遭的毒，几乎无所不在；不少友人忍不住问：“到底还有什么东西是安全的？这个也不能吃，那个也不能吃，日子要怎么过下去？”

于是，我看到两种极端的人。有些朋友看多了黑心、毒物的报道，觉得“疲”了也“皮”了，认为反正人终究会死，与其战战兢兢过日子，不如开开心心随便吃喝。

不过，也有朋友变得非常神经质，不但搜集了各种相关的毒物报道，家中的碗筷除了清水洗净外，还一定要用热水烫过消毒，食物也都是讲究绝对的无毒卫生，甚至到了吹毛求疵的地步；他不敢在外吃任何东西，只要“不小心”吃了外食，就闹腹泻，看着他每天神经紧绷的模样，心里实在非常不忍。

因为负责采访医药新闻，我们比一般社会大众有机会更深入了解各种新闻事件的幕后与真相，面对各种环境毒物，我只能尽量能避就避，将风险降到最低，但总觉得“知易行难”；因为健康与美食似乎永远背道而驰，现代文明的便利，包括手机、微波炉……处处都潜藏着危机，其间要如何才能取得一个平衡点？

“韩老师，到处都是危机，这个不能吃，那个不能碰，你的生活会不会很枯燥？”我曾向韩教授提出心底的疑问。

“既然不可能吃到完全没有污染的食品，就更应吃得有智慧、更健康！”原来，韩教授自有一套快意无毒过生活的窍门，并提倡自己动手做速简餐饮，享受健康美食的自然生活。

《别让孩子在毒物中长大》正是韩教授日常生活身体力行的原则，书中提供许多有用的资讯，告诉大家什么东西可以吃、什么东西可以用、什么东西该避免、如何减少孩子受毒害的风险。

身为医药记者，很佩服韩教授用心良苦写了这本书，提醒“身在毒中不知毒”的社会大众，如何及早应对；我本身也是一个母亲，更高兴看到这本关心下一代的好书问世，因为我们没办法把孩子养在“无菌室”，父母所能做的，就是从本书获得正确且有用的知识，并落实在生活中，让孩子从小养成良好的生活饮食习惯，远离毒物威胁，快快乐乐地健康成长。

張翠芬

资深医药记者

台湾“中国时报”医药版主编

台湾“中国时报”主任记者

【自序】

我们要让孩子百毒不侵到何时？

不知道各位有没有跟我有类似的感觉或者发现，那就是我们身边亲朋好友的孩子，患有气喘、过敏、异位性皮肤炎的比例，似乎有持续增加的趋势。我也曾经目睹一位辛苦的年轻妈妈，带着孩子遍访中西医，却仍然无法解决孩子过敏性皮肤病的痛苦，最后无奈地采取了自然疗法，让身体自然干净。幸运的是，她的孩子原本溃烂流出汁液的细嫩皮肤竟然逐渐结疤好转，看到这个结果，我相当替他们感到高兴。

某一天我在阅读世界性组织环境工作小组的报告时，惊讶地发现，在10位受检测胎儿的脐带血中，共发现了287种毒害物质，其中包括我们耳熟能详的汞（水银）、多氯联苯、戴奥辛、农药等九大类。这样的报告震惊了我，让我马上联想到生活中随处可见的一些画面：

- 常常看到儿童人手一杯碳酸饮料或珍珠奶茶，或者咸酥鸡和薯条……
- 大小办公室或网吧里，充斥着陶醉在网络世界的大人及小孩……
- 窗外不是蓝天，而是灰蒙蒙的空气以及车水马龙的大小马路……
- 各个电视台花招百出的美食节目，争奇斗艳，似乎鼓励大家拼命地吃……
- 中南部甚至有些家庭，已经不太习惯喝一般的白开水，而是每天购买十几、20杯的500 mL饮料，放在冰箱，谁需要，谁就去拿来喝。

这些行为，在我们这些所谓的老师、研究者的观念里，都是不好、不健康的行为。在学术的殿堂上，我们教学、做研究，但是这些行为却跟我们所教的背道而驰。所以，我在想，我可以做些什么，告诉课堂上学生之外的社会大众，在我们生活中，有很多环境因素的危险（风险），而这需要用一些浅显易懂、有共鸣、有感觉的互动，让他们的行为能够有所改变。

在国科会的展望系列演讲中，我看到了主办单位对“科学”(science)的定义：

“科学”，其实只是一种生活态度，是一种运用逻辑思考的方法和追根究底的精神，去解决在日常生活上和宇宙探索中所遇见问题的态度。

这让我体会到科学最终的目的，就是建立对生活的一种态度，也是要帮助或解决人们所面临的生活问题，这才是有真正意义的科学。这让我首次兴起了写这本书的念头。

曾经有一段时间，我到各县市“卫生局”从事“计划生育——鼓励生育行销策略”的经验分享。换言之，未来孩子的出生率逐渐下降，引起相关单位的忧心，因而必须鼓励生育。未来的孩子已经不多了，可是他们从怀胎的那一刹那，就已经接触到我们可能不知或无心造成的危害。所以，孩子的过敏、气喘、异位性皮肤炎可能愈来愈严重，IQ可能下降，行为可能乖张异常，都是有其原因的。孩子的总人数虽然只占总人口的30%，但他们却是我们100%的未来。身为家长的我们，绝对不希望孩子们在人生的起跑点及竞赛旅途中，就被我们毒害吧？面对不可知的未来，或是不愿意面对的未来，我们不禁要问，谁来为我们孩童的未来与健康把关？各位父母们，你们到底在做些什么事？需要常常上大卖场大肆购买饮料零食吗？三餐总是在外面解决吗？因工作忙碌，使得居家的环境常常脏乱疏于打扫吗？我们不迷信排毒，而相信“预防就是最好的策略”。

常有人会误以为我是医生，然而我只是个医学大学教师，而我最近特别关心孩子的健康问题。我常常问自己：“我们的孩子必须百毒不侵到何时？”国外学者告诉我们，面对不可知的环境毒物的危险，还是采取谨慎原则比较好，也就是科学还不能证明某物有害之前，最好设法避免种下今后可能伤害的前因，以免日后坐收恶果。大家想想看，各种千奇百怪的毒素，不断攻击我们身体里的细胞，经年累月、日积月累，您觉得会怎样呢？您有金钟罩铁布衫，还是有18招解毒招式？我比较胆小，还是乖乖地、小心翼翼地、谦卑地替孩子们多做点防范吧。

在决定写这本书之后，我的学生与助理们立刻行动起来帮忙上网找资料、汇整、讨论，甚至写下他们的看法。若没有他们的协助，凭我一己之力是做不了什么事的。在此要感谢伶朱、楷尧、阿芳、佩玲、雅晴、姿伶、明君、纯华、汉梅、孟霏、心如、钟琦、晓敏、杏桦，有你们真好。

我还要感谢比我还忙的太太——幼香，很认真辛苦地操持家务、整理环境，在饭桌上常常有美味可口、干净健康又均衡的三餐料理，让我们的小孩减少接触生活中的毒物。当然，我们对孩子的生活饮食习惯，也是时时叮咛，希望从小就灌输他们防范毒物风险的观念。俗语说得好："人无远虑，必有近忧"。父母的言行，永远是孩子一生的明镜。

本书引用省内外相关文献著作资料甚多，难免有疏漏、遗忘，甚至错误之处，也请各位读者、社会贤达，不吝指正。

韓柏檉

台北医学大学公共卫生学系教授

前　言

我们正在毒害孩子！

现代的孩童几乎每天接触在化学毒物中，

包括他们吃下肚的食物、喝进口中的水，

以及所呼吸的空气。

只有成人可以帮助孩童降低潜在的危害，

这可能要花一点时间及努力，

但这样的努力是值得的。

【前言】

我们正在毒害孩子!

你知道吗?急性呼吸道感染造成了每年世界上200万儿童的死亡,另外造成6 400万儿童生病。室内的悬浮微粒大部分是来自室内所燃烧的肮脏燃料,以及室外的污染物,例如臭氧等,这些环境毒素大大增加了儿童呼吸系统疾病的严重性。

你是否还知道,腹泻每年杀死了200万个儿童,另外200万以上的儿童每年要忍受好几次腹泻带来的痛苦。虽然腹泻多半可以被治愈,但是在恶劣的环境中,儿童腹泻的问题仍然存在,所谓恶劣的环境包括不洁的饮水和不良的卫生设施。

此外,每年超过100万个儿童死于疟疾,而疟疾更高居5~14岁儿童的主要死因中的第二位。没有好好地控制病媒族群、房子破旧和环境脏乱,导致疟疾病例不断地发生。

儿童是我们的未来

儿童占了世界人口的30%,但他们却是我们100%的未来。

全世界共有1.6亿个儿童,他们代表着无限的潜力。儿童获得食、衣、住、行、育、乐等方面满足的方式,影响了他们的生活,因此卫生、安全的环境十分重要。但现今的环境却对儿童的健康造成负面的影响。

现代的孩童几乎每天接触在多样化的环境化合物中,包括他们吃下肚的食物,喝进口中的水,以及所呼吸的空气。

这些有毒化合物存在于日常生活用品中,而这些用品往往被存放于家中的厨房水槽下、阳台的洗

我们的孩子暴露在怎样的有毒环境中呢？

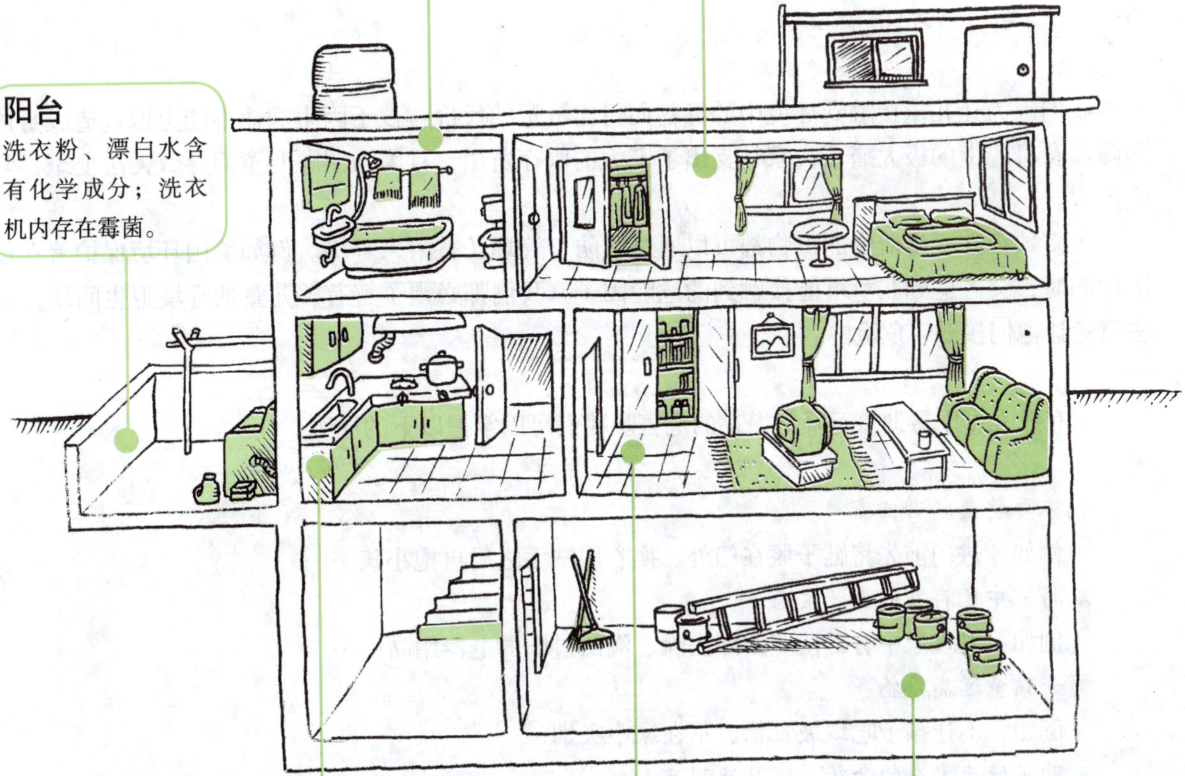

浴室

洗澡水含氯；淋浴用品含多种化学成分；毛巾、浴缸潮湿易长霉菌。

卧室

窗帘、床垫含有多溴联苯醚；衣柜中常存放芳香剂；衣物常残留干洗剂。

阳台

洗衣粉、漂白水含有化学成分；洗衣机内存在霉菌。

厨房

储物柜内含有各式杀虫剂、洗涤剂；地板潮湿易生霉菌。

客厅

电视、沙发、窗帘含有多溴联苯醚；画柜、地毯下常滋生霉菌；室内芳香剂具挥发性有机化合物。

地下室

存放杂物如油漆及其他挥发性有机化合物；少有阳光照射易生霉菌。

衣机、地下室、浴室与车库中。在杀虫剂、阻燃剂、各式溶剂甚至是婴幼儿用品中发现的化合物，已被证实对孩童有害，而重金属例如铅、汞，以及工业化合物包括多氯联苯、砷、高氯酸盐，更是环境中孩童经常接触到的有害物质。

我们必须试着降低潜在的危害

我们因为让儿童接触到环境中的毒物而付出沉重的代价：孩子因生病而不能上课，造成身体上的残障以及身心上的极大痛苦，家长支出了庞大的医疗费用，且因为照顾儿童而导致无法上班，降低了生产力。

大多数存在于生活中的毒物都可以通过预防、管理及整治来解决。例如美国环境保护署在设立标准的同时，会考虑到儿童可能接触到的危险因子。我们都必须了解有关儿童的环境卫生问题，以行动去避免让他们接触于危险中。

只有成人可以帮助孩童降低潜在的危害。我们可以掌握以下的原则：

- 不要将毒物带回家

  例如：进门前先将鞋子脱在门外、换衣服洗手之后再抱小孩……
- 将家中已存在的毒物去除

  例如：发现家中有霉菌应立即去除、淘汰过旧的电器用品……
- 让孩童远离毒物

  例如：不让孩子吃垃圾食物、不在家中吸烟……
- 购买健康安全的食物、玩具及用品

  例如：不买漂白或过度使用农药的蔬果，购买安全玩具，减少使用添加挥发性化学物的美容化妆品……
- 和其他的社区成员一起努力减少有害物质及污染

帮助孩子降低潜在的毒物危害

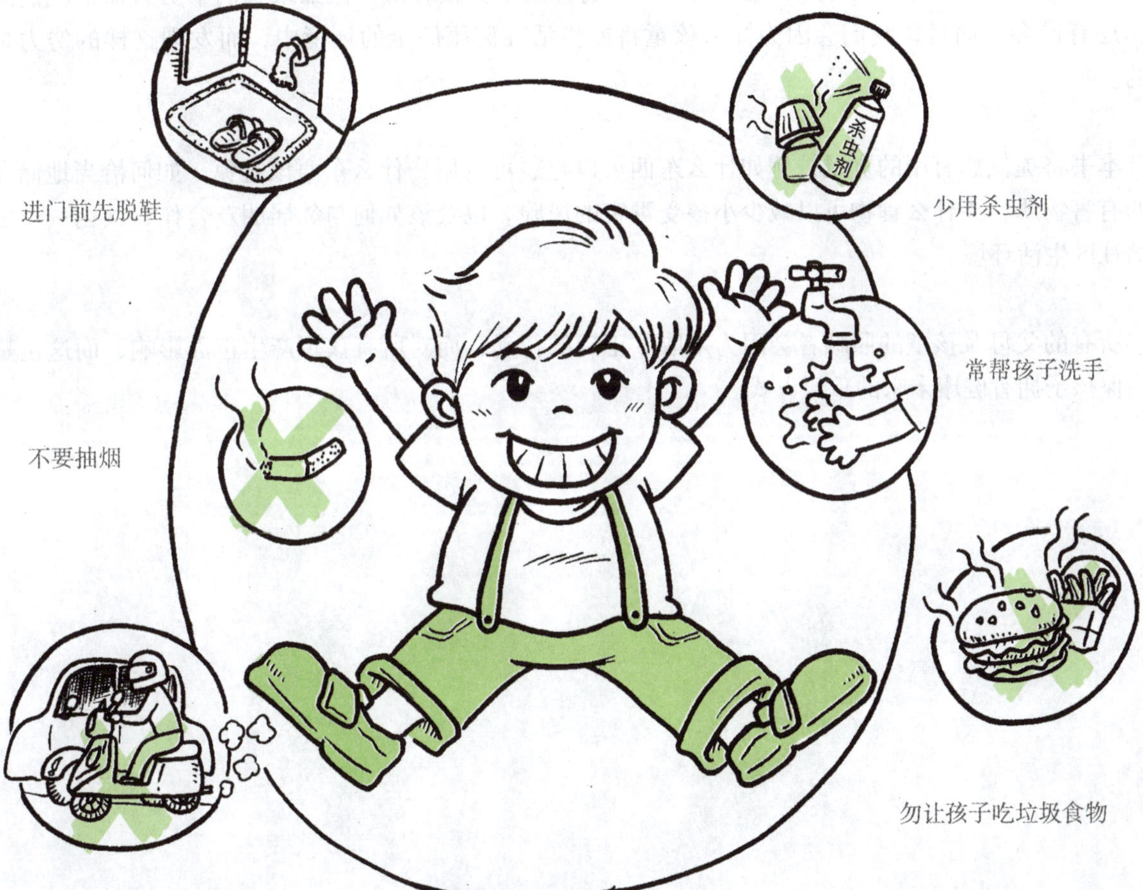

进门前先脱鞋

少用杀虫剂

常帮孩子洗手

不要抽烟

勿让孩子吃垃圾食物

避免孩子吸入机动车废气

例如：关心社区周围是否有工厂排放有毒物质、住家周围是否干净……

这可能要花一点时间及努力，至少在一开始的时候不会很容易。但如果我们不努力保护我们的孩子，还有谁会？而且，我们会因为知道孩童将能生活在健康健全的环境中，而发现这样的努力是值得的。

本书将提供您有用的资讯，例如什么东西可以吃、可以用，什么东西该避免，如何恰当地储存潜在的有害物质，买什么食物可以减少小孩受毒害的风险，以及该如何与邻居朋友合作，共创一个更健康的社区生活环境。

所有的父母及孩童的照顾者会因为采取了正确的行动，而对所有孩童产生正面影响，而这正是我们确保孩子拥有健康未来的重要方式。

Part 1

化学毒物与儿童健康

化学物质无所不在，

无论是小孩子或成年人都有受污染的可能。

我们之所以特别关心小孩，

原因在于小孩比大人

更容易受到环境化学毒物的攻击，

而引发疾病、影响身体与脑部发育。

第一章　未出生即受污染　脐带血检出毒素

宝宝透过脐带，靠着每日约300 mL的血液交换母体的氧气及各种营养素成长，然而根据美国环境工作小组的最新研究，却显示这条输送妈妈期待的脐带，竟然把化学毒物也送进了宝宝体内。

化学毒物透过脐带输送进宝宝体内

不久之前，科学家认为，胎盘能隔绝宝宝与外界的化学物质，美国环境工作小组（environmental working group）所做的研究却推翻了这种说法。

他们以10个新生儿的脐带血为样本，分析九大类、共413种化学物质，结果在脐带血中共发现287种化学毒物，平均每个新生儿的脐带血至少含有200种以上的化学毒物。更惊人的是，依过去的动物实验显示，其中208种物质会导致胎儿先天缺陷或畸形，217种将会伤害宝宝的脑部和神经系统，此外有一些还会致癌。

［注：受测的10个宝宝皆是在2004年8、9月间出生于美国，脐带血的来源是红十字医院（Red Cross）］

脐带血检出禁用多年的化学毒物

科学家惊讶地发现，出生于2004年8月23日、编号第4号的宝宝，脐带血被检验出含有231种化学物质，分属九大类。从表格可以看出，以在工业上禁用的多氯联苯类（PCB）化合物为例，第4号宝宝的脐带血竟有132种多氯联苯类化合物的反应。

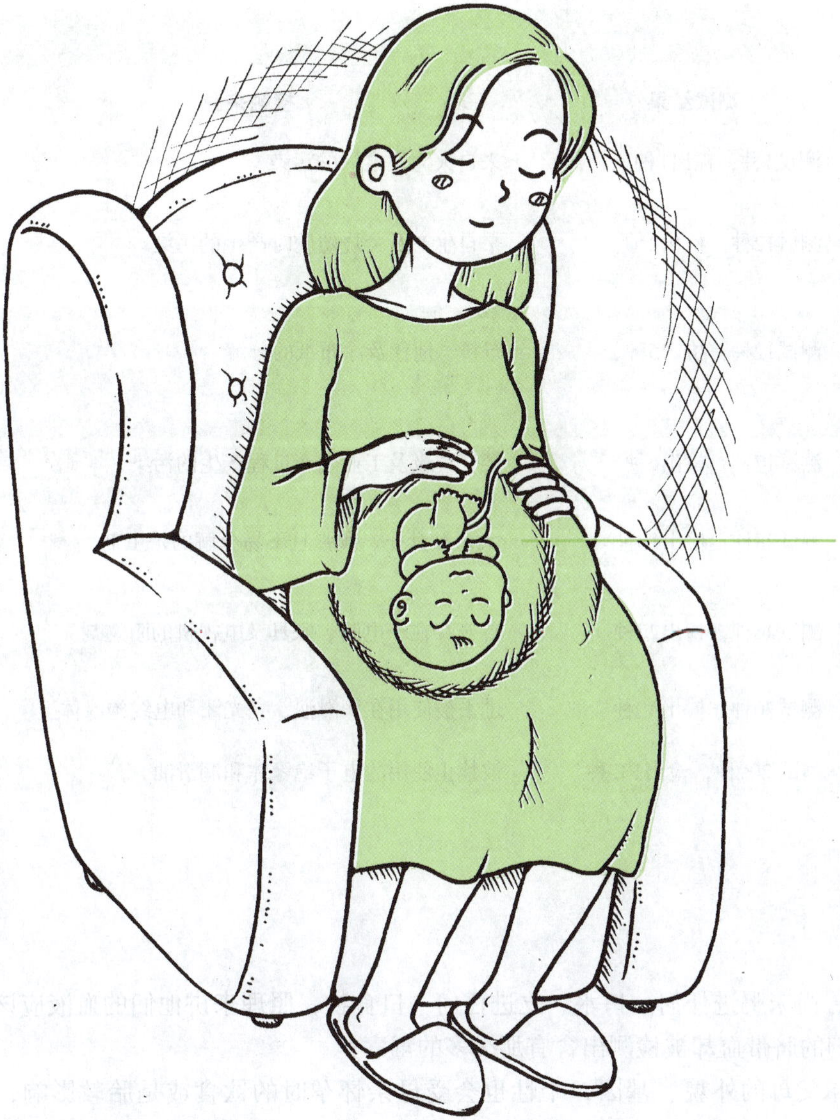

研究结果显示，平均每个新生儿的脐带血至少含有200种以上的毒物，有些毒物终其一生都无法排除。

第4号宝宝脐带血样本分析结果

化学毒物名称	测试结果	接触来源
汞（Hg）	测试1种，检出1种	来自火力发电厂的污染
多溴联苯戴奥辛及呋喃（PBDD/F）	测试12种，检出2种	来自生产及焚烧塑胶时产生的污染
氟素化学物质（PPPCs）	测试12种，检出5种	布料、地毯及涂布纸的分解
多氯联苯戴奥辛及呋喃（PBCD/F）	测试17种，检出6种	焚烧垃圾及工业生产过程产生的污染
有机氯农药（OCs）	测试28种，检出18种	大量被禁止、顽强且不易分解的杀虫剂
多溴联苯醚（PBDEs）	测试46种，检出27种	普遍存在于电脑、家具及电视机的阻燃剂
多氯化萘（PCNs）	测试70种，检出40种	过去被使用在润滑油、亮光漆和电线绝缘体上
多氯联苯（PCBs）	测试 209种，检出132种	被禁止使用的电子绝缘体和润滑油

为何刚出生的婴儿体内有毒？

刚脱离母体的初生婴儿，尚未喝进任何一口水、吃进任何一口食物，照理来讲他们的血液应该是最干净的，但是，为什么他们的脐带血却被检测出含有那么多的毒素？

事实上，孩子不仅会继承父母的外貌、基因，个性也会受母亲怀孕时的饮食或是胎教影响，而最近一份研究更发现，胎儿在子宫内还会吸收母亲接触的化学毒物，一出生身上就带有各种毒的“原罪”。

宝宝透过脐带，靠着每日约300 mL的血液交换母体的氧气及各种营养素成长，然而，这条输送妈妈期待的脐带，竟然也把化学毒素送进了宝宝体内。

这些化学毒素可能来自我们的生活中的各种东西，而不只是食物。例如快餐食品外包装上的颜料、防油物质，衣服和纺织品，塑化物质，防火物质，烟酒的残余物质，以及各种杀虫剂等，其中有些化学物质甚至有致癌的危险。

据估计，新生儿要代谢掉体内99%污染物所需的时间，轻者如时常出现在PVC地板中的磷苯二甲酸可塑剂也许一天就能清除，重者如阻燃剂、防锈化学药剂则需要到成年或到60岁之后才能排除，重金属的铅污染甚至需要超过100年才能完全排除，也就是说，新生儿也许会从母亲身上继承到终其一生都无法排出的毒物污染。

孩子体内的毒物含量高于父母

2005年加拿大环境防护（environmental defence）组织另有一份研究报告，证实了一件令人震惊的事：孩童体内化学物质的含量高出他们的父母。

研究中指出，在每一个受测的孩童与其父母的身体内皆发现有害的毒性化学物质。这是第一次有针对加拿大人的研究明确指出，孩童体内的化学毒物含量高于他们的父母。

这份名为《受污染的孩童，中毒的国民》的报告，主要是研究加拿大家庭受污染的情形。研究对象是加拿大5个家庭的成员，包括孩子、父母、祖父母，共7个小孩、6个成人。

这份研究针对孩童和他们父母接触的、普遍存在于环境中，或者每天使用的家用产品中的68种化学毒物进行测试。研究的目的主要是想了解大人和小孩的体内污染情形有何不同，如果在小孩体内检测出任何污染物质，就值得大家警觉。

结果显示，不论是在何处工作、游戏或上学，不论年纪多大或住在哪里，都受到了污染。平常专家最担心、关注的化学物质，在孩子身体里都可以被发现。

美国环境工作小组检验10位新生儿脐带血中的九大类化学毒物

化学毒物名称	主要来源	进入人体途径
汞（Hg）	火力发电厂、含汞的产品（温度计等）、工业制造过程	鱼类
多环芳香族碳氢化合物（PAHs）	不完全燃烧物质造成的副产物、烟、碳烤肉、沥青、焦油	吸入、皮肤接触污染物
多溴联苯戴奥辛及呋喃（PBDD/F）	燃烧含有溴化合物的废弃物	可溶于油脂中，如母乳
全氟化物（PFCs）	来自制造铁氟龙、保鲜膜、染剂、防油脂涂料、拨水剂、防污织物	水、空气
多氯联苯戴奥辛及呋喃（PBCD/F）	生产PVC的副产品	摄取动物的脂肪
有机氯农药（OCs）	DDT、氯丹（chlordane）、杀虫剂	可溶解在油脂中，如母乳
多溴联苯醚（PBDEs）	家具、电脑、电视等民生消费品的耐燃剂	●主要来自摄食肉、蛋、奶类、鱼 ●接触在含有多溴联苯醚的物品环境中
多氯化萘（PCNs）	木材保存剂、亮光漆、机械润滑油、电镀、电容器、染料制造	储存在脂类食物中
多氯联苯（PCBs）	焚烧垃圾、废五金、电子绝缘物、润滑油	累积在食物（海产、肉）的脂肪中

对人体的伤害	脐带血中检验到的毒物/全部毒物
肾脏、中枢神经系统	1/1
致癌、新生儿缺陷	9/18
伤害内分泌系统、生殖功能、免疫系统	7/12
● 致癌、新生儿畸形 ● 污染血液，卵巢、脾、肝、脑下垂体等器官伤害	9/12
致癌、伤害内分泌系统	11/17
致癌、伤害脑部发育、扰乱荷尔蒙分泌	21/28
影响脑部发育、甲状腺	32/46
伤害，肝、眼睛，贫血，头痛	50/70
● 致癌（恶性黑色素瘤）、伤害神经系统、脑，致肺肝癌、荷尔蒙 ● 哺乳时期会降低胎儿智商、免疫功能，皮肤疾病	147/209

- 68种化学物质中有46种被测出（占68%），这46种包括5种多溴联苯醚、13种多氯联苯、5种全氟化物、9种有机氯农药、4种有机磷杀虫剂代谢物、5种多环芳香烃化合物与5种重金属。
- 每一个成人身上平均发现32种化学物质，每一个小孩身上则有23种。
- 这些化学物质其中有38种致癌物，23种会破坏荷尔蒙系统，12种会造成呼吸不适症状，38种会造成生殖系统疾病以及伤害儿童发展以及19种神经毒物。
- 虽然在这些小孩出生的时候多氯联苯与有机磷农药已被禁止使用，但这些化学物质却仍可在小孩和父母身上发现，然而，跟父母比起来，小孩身上虽然有较低种类和浓度的多氯联苯与农药，但是即使如此，我们还是会发现隔代之后小孩还是有毒物污染。
- 某些化学物质至今仍然在使用，然而也发现了小孩体内污染物质比成人高的案例，三种全氟化物（PFOA、PFOS与PFHxS）在小孩体内浓度高于成人，多溴联苯也比成人高。

孩子无时无刻不在接触毒物

加拿大这份报告指出，许多有毒化学物质如抗污剂、阻燃剂、汞、铅、DDT和多氯联苯等，正在污染加拿大的孩童与父母们。在某些情况下，孩童比他们的父母还容易受到正在使用中的毒性化学物质污染，包括抗污剂（俗称氟化物或者PFCs）、溴化阻燃剂（PBDEs）、重金属、有机磷杀虫剂代谢物及多环芳烃。许多被发现存在孩子体内的化学物质都与癌症、身心发展问题、呼吸系统疾病、神经系统损害与荷尔蒙失调有关。

“我们的孩子每天都在接触毒物，因为他们在家中、在学校、在游玩的时候都被毒性化学物质包围。”环保协会的执行长史密斯博士（Dr. Rick Smith）说。

自愿受测者中一位母亲马太太说：“当我知道我身上有这么多种不同的化学物质存在时，我被吓到了。但当我知道我儿子身上存在有毒的化学物质，我觉得很生气，我们的孩子应该受到更完善的保护。”研究发现这位母亲身上有36种化学物质，总数是在所有自愿受测者中最高的。她10岁的儿子丁丁体内含有25种化学物质。“孩童这样受到化学物质的污染是很不公平的，”丁丁说，“我希望大人们可以做些什么来解决这些问题。”

“当我知道我女儿体内有这么一大串的化学物质存在，我感到非常的震惊，身为一位母亲，我不敢相信我的女儿受到某些化学物质的污染程度居然比我还多。” 来自多伦多的自愿受测者柯太太说。研究发现柯太太身上有31种化学物质，而她10岁的女儿小艾身体内含有24种化学物质。

某些早期为人熟知的化学物质，早被规范停止生产及使用，目的在于希望长期下来可以达到减低人们受污染的程度。但在研究中的父母们体内还是含有高含量的多氯联苯及DDT，虽然这两种化学物质在他们的孩子出生之前，加拿大政府就已经禁止使用，但是在每一个孩子体内仍可以发现这些物质。

“我们家族三代都接受了检测，我们都受到了污染，最令人震惊的是我们的孙女，她的体内存在着她出生前就被禁用的化学物质。”加拿大安大略省印第安原居民保护区的长老威尔森普兰说，“加拿大人有权利拒绝受到这样的化学污染”，这位长老身上带有32种化学物质，他的儿子体内有36种化学物质，而他14岁的孙女杰西身上则有20种。

化学毒物的持久性及对未来主人翁的伤害程度，可见一斑。身为父母、家长的我们，怎么可以不紧张？

第二章　化学毒物与孩子有什么关联？

化学物质无所不在，无论是小孩或成年人都有受污染的可能。我们之所以要特别关心小孩，原因在于小孩比大人更易受到环境化学毒物的攻击，而引发疾病，影响身体与脑部发育。

化学毒物破坏了我们的健康，损伤了我们的智力。以令人闻之色变的癌症来说，其发生原因包括基因、年龄、性别、营养、生活习惯不正常等，科学没有办法完全解释这些变数如何交互影响，但是不可否认的，接触到有毒的化合物却是致癌非常关键的原因。

为了拥有健康、避免生病，所以我们必须了解化学毒物，包括其种类、可能存在的地方、对人体造成的伤害等，进一步才能远离它们，避免产生所谓的“5D”，也就是：不舒服（discomfort）、官能障碍（dysfunction）、残障（disability）、疾病（disease）和死亡（death）。

我的身体里含有化学毒物吗？

别怀疑，答案是“百分之百”。现代人在日常生活中，无时无刻不在接触化学物质，估计下来，每天接触到的达千种以上，其中有很多甚至是有毒的，而我们往往在不自觉中，让这些毒物进入了我们的身体。

人们透过皮肤、嘴巴或鼻孔接触到化学物质，换句话说，当你在呼吸、饮食时，就已在接触环境化学物质。例如：食物中的化学物质在胃里被消化而吸收，空气中的化学物质被吸入，水中和土壤中也会吸收化学物质，这是三个主要的接触途径。

要计算有毒化学物质对人体造成的伤害程度，其实不是那么容易。因为这牵涉到许多因素，包含毒物的种类（例如：农药）、来源（例如：附近的农业使用）、传送媒介（例如：地下水道）和途径（例如：饮用到污染水源）。严格一点，甚至必须估计它们在空气、水、饮料、食物、灰尘和土壤所

化学毒物进入小孩体内的途径

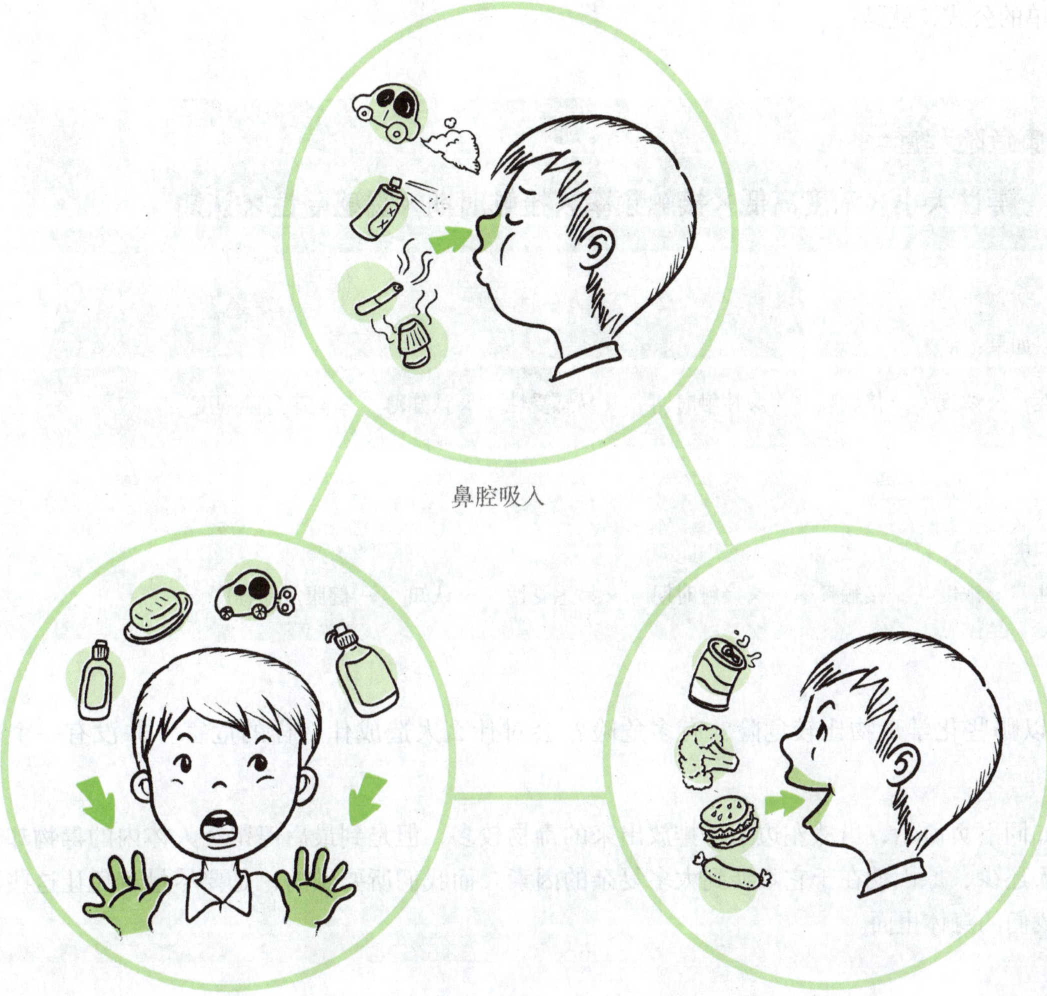

鼻腔吸入

皮肤接触

饮食摄入

造成的影响，总之，这是一个非常大的挑战。

但是，我们可以利用毒物本身的特性及人的行为，来判断某种毒性化学物质对人体的伤害程度，做成简单的公式，就是：

健康危险程度=

毒性大小×浓度高低×接触频率×接触时期×易感受性×认知

所以如果：

毒性大×浓度高×接触频率高×接触时期长×易感受性强×认知薄弱=健康危险程度超大

而如果：

毒性小×浓度低×接触频率低×接触时期短×易感受性弱×认知强=健康危险程度极小

所以哪些化学毒物比较危险？有多危险？会对什么人造成什么样的危害？并没有一个确切的答案。

如同下页所示，虽然左边工厂排放出来的毒物较多，但是到最后停留在人体内的毒物却比右边的人还少，原因就在于它牵涉到太多复杂的因素。而我们所要做的，是要尽量避免让这些毒素留在我们的身体里面。

毒物的暴露评估

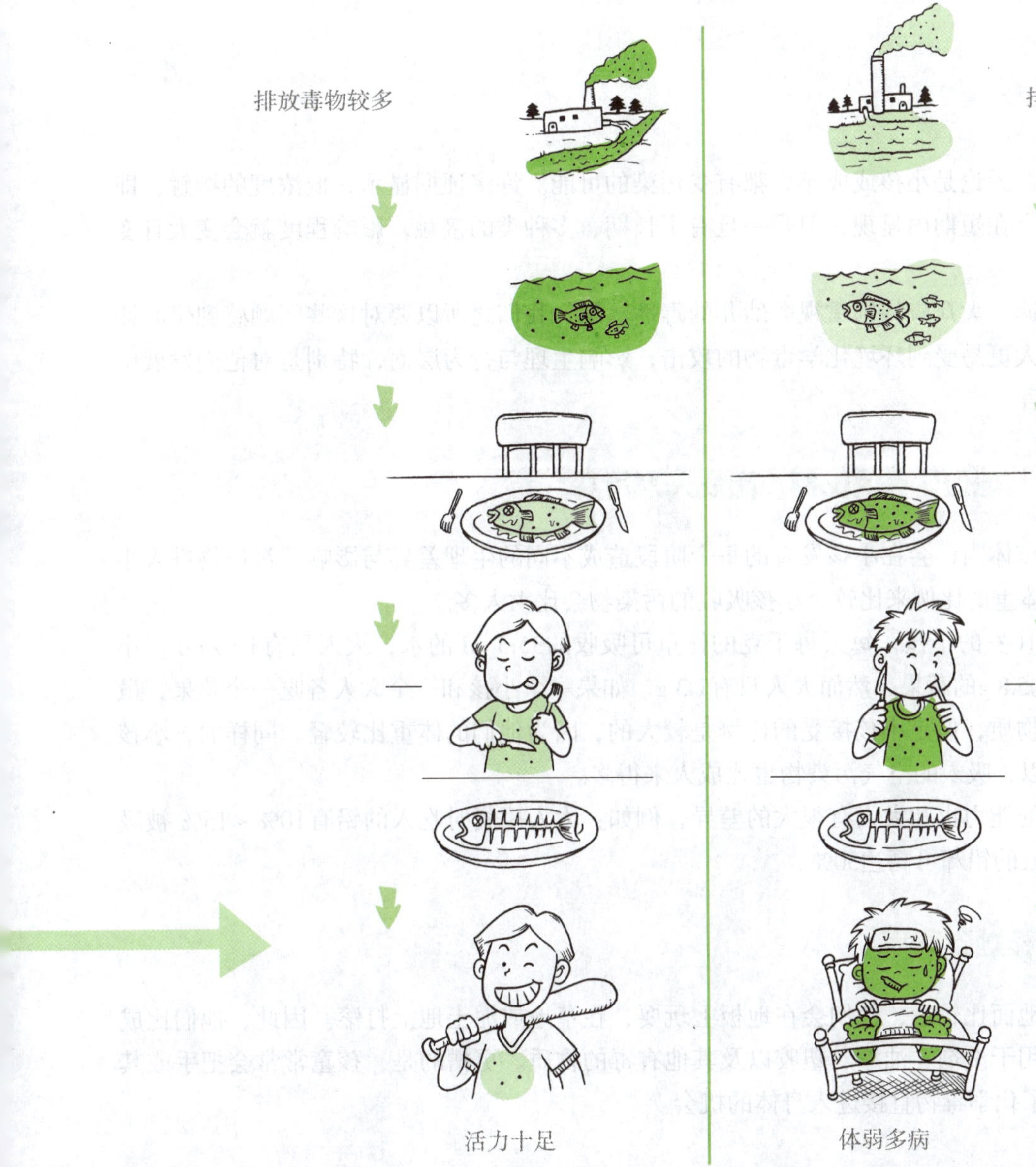

我们为何特别担忧孩童？

化学物质无所不在，无论是小孩或成年人都有受污染的可能。许多证据显示，低浓度的接触，即使对人们造成的伤害不会在短期内显现，但是一旦有了长期、多种类的接触，影响程度就会变大且变得深远。

美国环境保护署强调，大众应特别重视婴幼儿的毒性污染，我们之所以要对这些问题感到忧心忡忡，原因在于小孩比大人更易受到环境化学毒物的攻击，影响生理与行为层面，特别是对他们发展中的脑功能及神经系统而言。

1. 孩童接触毒物的量与他们体重的比例，比成人来得高

当化学物质进入小孩体内，会在小孩发育的每个阶段造成不同的生理差异与影响，污染物进入小孩身体时，以每千克的体重的比例来比较，小孩吸收的污染物会比大人多。

简单来说，一个1~10岁的小孩，每天每千克的体重可吸收的35.5 mL的水，大人只有19.9 mL，小孩3~5岁每天每千克可吃5.8 g的蔬果，然而大人只有1.3 g，如果一个小孩和一个大人各吃一个苹果，虽然他们吃进相同的污染物质，但是小孩接受的比例是较大的，因为他们的体重比较轻。同样的，小孩有较多的体能活动，所以，吸入的空气污染物也比成人来得多。

小孩吸收化学物质的能力也和大人有很大的差异，例如：大人用餐时吃入的铅有10% ~ 15% 被吸收，但是小孩跟孕妇吸收的铅却可高达50%。

2. 孩童比成人更容易接触到毒物

孩童的日常生活离地面比较近，他们会在地板上玩耍，在草地或泥土地上打滚。因此，他们比成人更常接触到灰尘、家用干洗剂、油漆、塑胶以及其他有毒的物质。更糟的是，孩童常常会把手或其他东西放入嘴里，增加了化学毒物直接进入身体的机会。

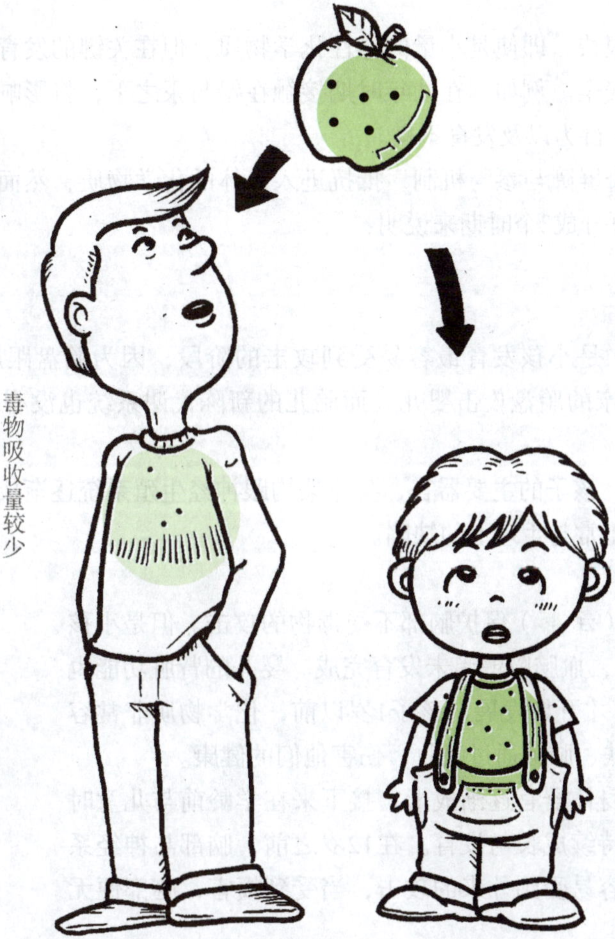

因身材比例的关系，同样的污染物进入人体，小孩吸收的比大人来得多。

3. 孩子在关键的发育期接触到化学毒物，伤害将更严重

孩子的身体发育得很快，即使是小量的毒性化学物质，但在关键的发育期间将会严重危害孩童的健康，甚至是危及性命安全。例如，在幼年时期接触在铅与汞之下，将影响神经系统发展与脑功能，可能造成孩童日后学习、行为以及发育不良。

人体内有所谓的防御屏障与参与机制，抵抗进入人体的化学物质，然而幼童有些防御机制还尚未发育完成。孩童的脆弱可分成3个时期来说明：

- 胎儿时期

在子宫内的9个月，是小孩发育最容易受到攻击的阶段，因为胎盘跟胎儿无法抵抗化学物质，化学物质会经由母亲的胎盘攻击婴儿。而胎儿的新陈代谢系统也没有办法完全转换或吸收污染物质。

在胚胎与胎儿阶段，孩子的主要器官、身体架构跟神经生殖系统逐渐成形，而环境污染物可能会造成组织胚胎的不正常与生理上的缺陷。

- 婴幼儿时期

人体依赖血脑障壁（注 1 ）保护脑部不受毒物的攻击。但是小孩在出生后的6个月内，血脑障壁尚未发育完成。婴儿的肾脏功能也要在出生6个月后，才开始发展。孩子1岁以前，化学物质非常容易经由消化道、皮肤、肺脏通过吸收，伤害他们的健康。

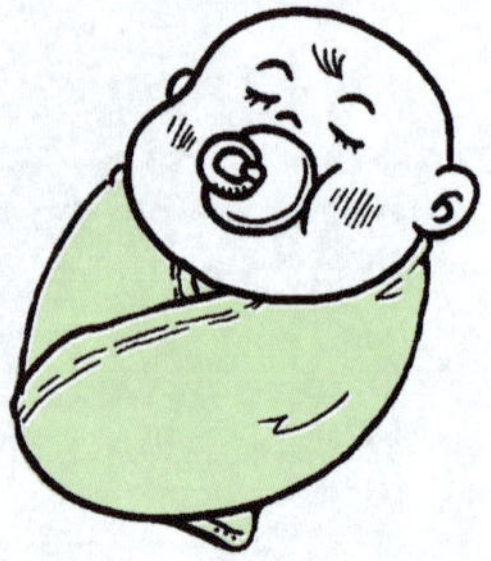

这段期间，孩子的身体器官逐渐成形，接下来在学龄前与儿童时期，他们的身体则持续成长与发育。在12岁之前，脑部与神经系统持续发展，特别容易受到外来的攻击，当受到损害，脑部便无法迅速地修复细胞。

- 青少年时期

这是孩童发展成为成人的最后一个阶段，有许多重要的发展在此时完成。

此时，孩子的生殖系统与结构（乳房、子宫、阴道、阴茎、阴囊、睾丸）发展成熟，男性在此阶段开始有精子产生。这些发展中的细胞组织，包括血液、皮肤等，非常容易变成被攻击的对象。此时孩童骨骼肌肉快速地成长，开始有像成人一样的身材体型。脑部功能发展多元，例如孩子能有更多抽象思考的能力。

母亲是影响孩童最重要的因素

孩子之所以会接触到化学毒物，跟他的母亲有紧密的关系。虽然母体是用来孕育下一代的，但却同时成为危害胎儿以及儿童的媒介。为什么呢？因为在胎儿时期，母亲的日常生活，包括饮食、居住的环境、接触的用品，都可能接触到毒物，并将有毒物质传给胎儿。婴儿呱呱坠地之后，母亲所提供的食物、饮水、生活用品、居住环境，同样也决定了儿童在成长过程中受到的毒害程度。

● 胎儿时期

胎儿对毒素的所有接触全都来自于母亲毒素的转移或物理因素。此时母亲接触到的环境中毒素的程度，直接且显著地影响了胎儿受污染的程度。如图所示，深色及实线代表直接影响，浅色及虚线则代表影响较小或没有影响。

注1：血脑障壁（Blood-Brain-Barrier，BBB）：百年前，科学家发现若将蓝色染剂注入动物的血管内，除了脑以及脊髓以外的组织，身体其他部位统统都变成蓝色。科学家认为，这是身体为了避免物质经由血液进入脑部，而形成的一种屏障，并将之命名为“血脑障壁”。

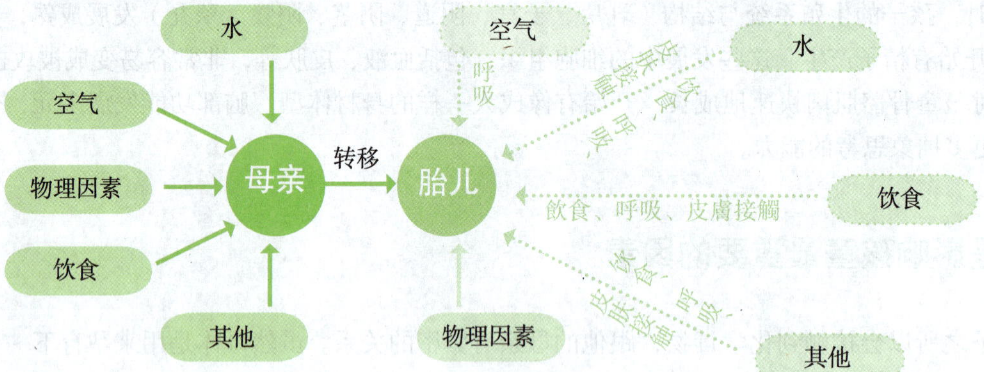

● 婴幼儿时期

婴幼儿可能通过各种环境媒介接触到毒物。若母亲以母乳哺喂小孩，则母亲接触毒物的程度可能成为增加小孩接触毒素的额外来源。

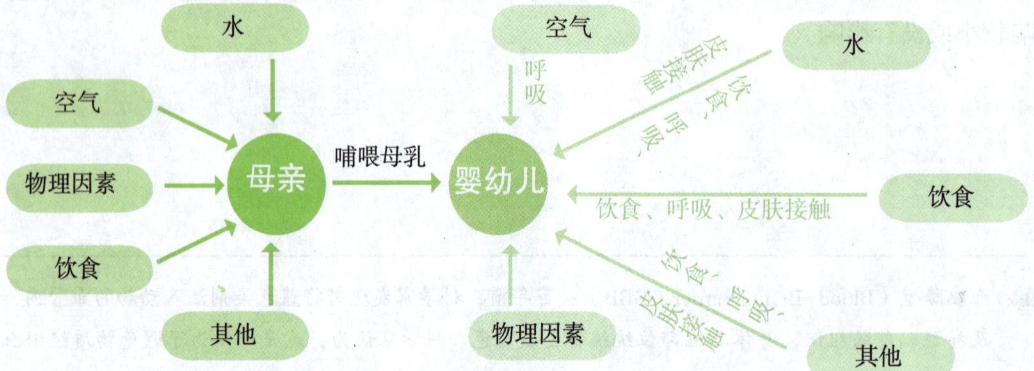

● 儿童 / 青少年时期

此时期对生活毒素的接触来自于生活中的环境媒介。母亲的接触对孩子而言不再是最重要的因素。

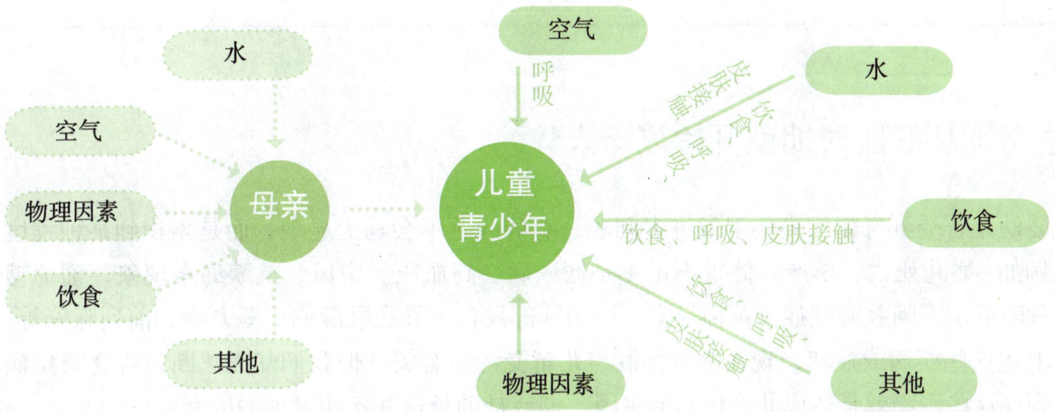

第三章　化学毒物导致孩子产生各种疾病

有越来越多的科学家及健康专家关心环境毒物在孩子疾病中扮演的角色，美国在1980年间气喘发生的几率较以往提高3倍，而且儿童罹患癌症也在过去20年间增加了10%。

化学毒物从胚胎时期就开始攻击人体

婴幼儿若受到毒物污染会引发许多问题，有些问题不会马上显现，而是累积到某种程度之后才发病，例如：婴儿死亡、早产、体重不足（是糖尿病、高血压、中风、抗胰岛素现象、葡萄糖耐受不良的高危险群）、阿兹海默症、精神异常、影响脑部发育，导致乳腺癌、睾丸癌、前列腺癌等。

上述这些疾病或症状，现在都被怀疑与儿童受污染有关。但我们却无法断言毒物与疾病之间的关系，到底这些毒物就是造成儿童疾病的主因，抑或是助长这些疾病发展的因素？

但我们可以确定的是，来自燃烧汽油、焚烧垃圾以及各种工厂制造的化学物质，飘散到空气中，溶解在水和土里，进入生物链，最后人们再吸收累积在体内，年纪越大，身上所带的化学毒素越多。

如今，这些毒素更被证实提前从胚胎时期就污染人体，可以预见，我们的小孩在成长过程中又会接触到更多毒性物质，因此污染会演变为代代相传的恶梦。美国华盛顿州立大学曾有研究指出，一个母亲所接触的化学毒物将会遗传4代，甚至改变人体内代谢这类化学毒素的基因表现。

随着医药的发达，过去在幼儿身上常见的感染，像是脊髓灰白质炎（小儿麻痹）、天花、急性关节风湿痛、白喉等疾病近乎绝迹，但取而代之的是一些慢性病或找不出原因的疾病。根据美国的统计资料显示，过去30年内，幼儿发生气喘、自闭症、注意力不集中、过动、儿童脑癌、急性淋巴白血病等病例明显增加，让科学家不禁怀疑，日常环境中的各种化学毒素，是否就是造成这些现象的元凶？或许在物质享受的背后，每个人也都承担了污染环境的风险。

化学毒物进入人体的循环

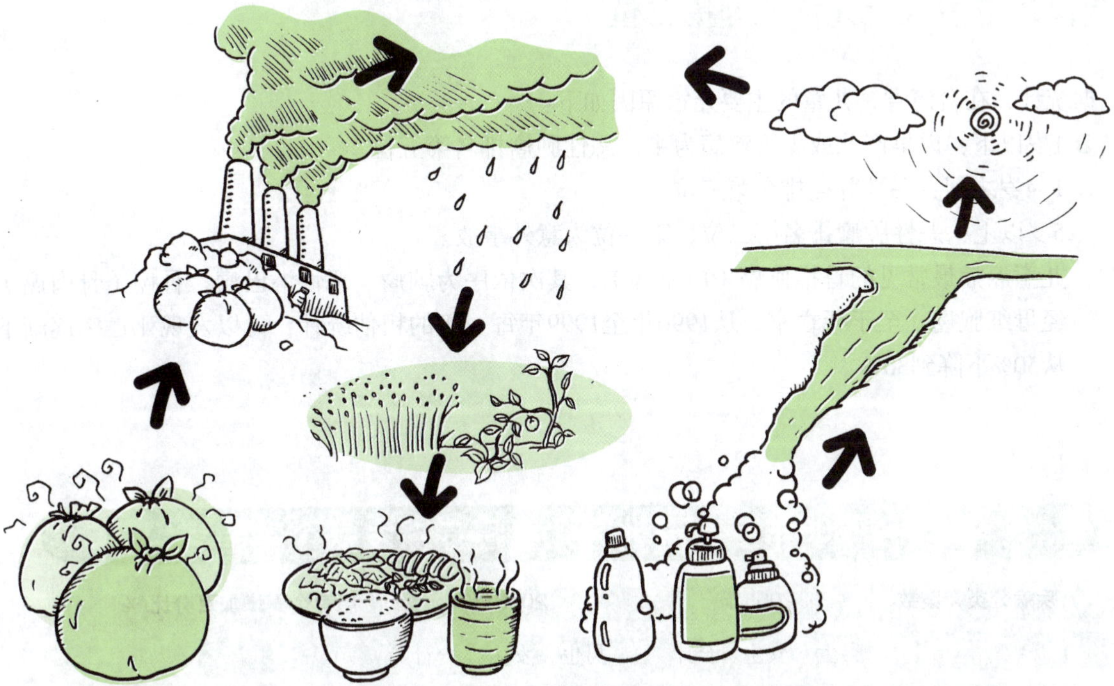

美国儿童疑似因环境污染造成的疾病及现象

发生问题	增加幅度	统计期间	发生问题	增加幅度	统计期间
自闭症	10倍	20世纪80年代早期至1996年	气喘	2倍	1982～1993年
急性白血病	62%	1973～1999年	儿童癌症	40%	1973～1994年
早产	23%	20世纪80年代早期至2002年			

癌症高居五岁以上儿童死因第二位

据统计，在台湾省，儿童的主要死亡原因如下：

- 1岁以下：以早产儿或先天疾病为主，恶性肿瘤排名第五位。
- 1~4岁之间：恶性肿瘤排名第三位。
- 5岁以上：恶性肿瘤排名第二位，第一位为意外事故。

儿童癌症最常见的首推血癌（白血病），其次依序为脑瘤、恶性淋巴瘤、骨癌（骨肉癌）和神经母细胞癌。至于死亡率，从1990年至1999年每一年的粗估统计，可以发现死亡率逐渐下降，从50%下降到30%。

2005～2006年度台湾地区儿童癌症新发病个案趋势

疾病分类／案数	2005年			2006年			患者个案增加百分比/%
	男生	女生	合计	男生	女生	合计	
恶性淋巴瘤	36	15	51	40	15	55	7.84
脑瘤	61	49	110	73	46	119	8.18
生殖细胞瘤	4	10	14	11	12	23	64.29
神经母细胞瘤	13	5	18	14	18	32	77.78
组织细胞瘤	15	10	25	10	18	28	12
恶性软组织肉瘤	8	15	23	13	17	30	30.43

★整理自台湾省癌症基金会的统计资料。

接触致癌原种下恶因

是什么原因让才降临世间不久的婴幼儿罹患癌症？归纳如下：

1. 环境因素

儿童罹患癌症的最大原因是环境使然，也就是胎儿在受孕期间就受到致癌原的影响，包括放射线、检验试剂、免疫抑制剂等。如果母亲在怀胎期不幸接触到这些致癌物质，就可能使胎儿种下发生癌症的原因。胎儿的细胞可能在此时就产生变化，所以在产前就已经发生癌症，但也可能在儿童期才出现。

放射线可能与血癌关系最密切，免疫抑制剂则与肉瘤、肝癌相关。所以，上述物质孕妇宜谨慎避免接触，以免孩子一出生就受到癌症的摧残。

2. 遗传因素

指小朋友本身的因素，可能与家族有关。有些癌症与遗传的基因及先天畸形有关，某些脑部或肾脏有先天畸形，可能合并有恶性肿瘤的存在。

3. 儿童本身接触致癌物

儿童期也会接触到许多致癌物，包括放射线、紫外线、治疗性放射线、同位素、铬金属、石棉、镍金属、细胞毒性制剂，这些物质都可能导致儿童癌症。

放射线与血癌、甲状腺癌相关；石棉与肋膜恶性病变相关；同位素与骨肉瘤相关。故上述致癌原不仅儿童宜避免，一般人也是如此。

最常见的儿童癌症种类

1. 白血病

白血病是一种因为白血球不正常所导致的癌症，不仅是儿童中最常见的案例，也比其他种癌症造成更多的儿童死亡。在美国，从1977年到1995年间，每年儿童罹患白血病的几率都提高1%，然而，近几年来，经由不断改善的治疗方法，已经大大地降低白血病所造成的死亡率。

因为白血病实在太普遍了，所以儿童白血病一直都被广泛地研究探讨，研究特别指出我们必须注意下列几项导致白血病的环境因素：

- 游离电磁波

  游离电磁波是儿童白血病主要造成的原因，现今由于怀孕的妇女借由超声波来观察胎儿的情形，所以儿童在出生前接触到X射线的几率大幅降低，但是，婴儿在出生后若接触到X射线会增加得到儿童白血病的风险，譬如，核能电厂所泄露的辐射线就会造成白血病。

- 杀虫剂

  有些研究认为接触到杀虫剂是造成儿童白血病的原因，研究发现，白血病与家用杀虫剂有相互关系，特别是当多样的杀虫剂产品一起使用的时候。举例来说：美国国家癌症机构研究发现当家用杀虫剂1周至少使用一次时，罹患儿童白血病的风险提高将近4倍，而且这样的风险是一个月在花园使用一次杀虫剂的6倍。另外，研究也发现在庭院使用除草剂和在家中使用杀虫剂，都与白血病有密切关系。

- 溶剂

  父母亲接触到特殊溶剂时也和儿童白血病有关，尤其若父母亲从事金属、油漆、汽车修理、私人看护和化学工业等职业，容易接触到混合溶剂、氯化溶剂，以及三种特殊化学物质：苯、碳氯化物和三氯乙烯（TCE），并将这些毒性物质带回家中，使得儿童罹患白血病的风险大为提升。尤其是苯，与白血病的关联性最强。

● 电磁场（EMFs）

关于EMFs在儿童白血病中扮演的角色，一直饱受争议，但是目前为止有许多方法可以测量到电磁场。世界卫生组织（WHO）也怀疑，特别是超低频的电磁场，可能与某些儿童疾病有关。

● 抽烟

某些科学研究发现，父母在家中抽烟，会提高儿童罹患白血病的几率。

导致儿童罹患白血病的环境因素（举例）

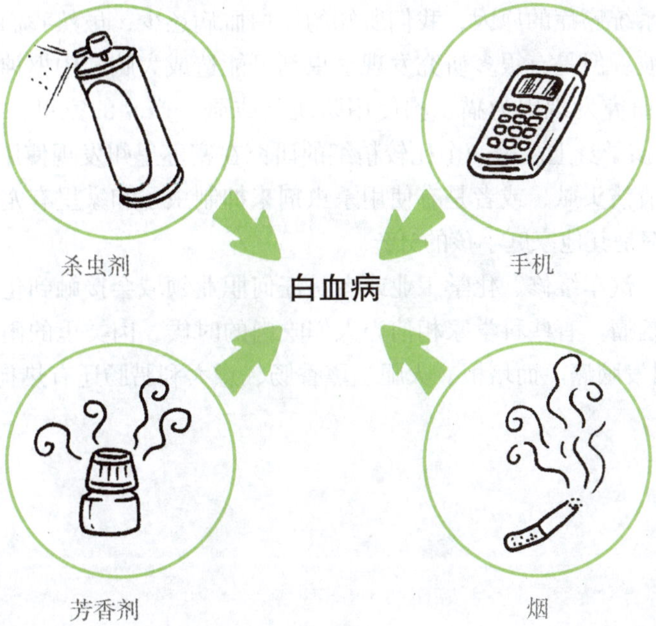

2. 脑部与中枢系统的癌症

儿童罹患比例第二高的癌症是中枢神经癌症，这类的癌症最容易在7岁以下的儿童身上发生，通常会侵袭大脑和脊髓。儿童脑癌的案例一直在增加：美国从1973年到1994年，15岁以下的儿童罹患癌症的案例每年增加1.8%，但是有些人认为是因为我们增加使用先进的检查仪器的次数，像是核磁共振检测仪器，所以造成儿童罹患癌症相关数据比例的增加，但是也有人认为因为即使不用核磁共振的方法，脑部肿瘤也迟早会被发现。

可惜的是，尽管在儿童时期使用进步的治疗方法，有时仍无法有效地治疗脑癌，事实上，在近25年内，儿童死于脑癌的比例已增加1倍，此外，罹患中枢系统癌症存活的儿童，他们的生活质量远比患其他癌症的儿童差。

对于造成脑部与中枢系统癌症的原因，我们所知的比白血病还少，虽然我们也只能确定造成白血病的原因之一是游离电磁波。但是有很多研究发现杀虫剂可能造成大脑和中枢神经系统的癌症。举例来说，有一个在洛杉矶的研究发现因为猫、狗使用防跳蚤或虱子产品的家里，罹患脑癌的风险增加70%，特别是在5岁以下的孩子身上。另一个比较精细的研究在密苏里州发现使用宁丹（lindane，农业杀虫剂的一种）沐浴乳来清洁头虱，或者是有使用杀虫剂来抑制虫子和家里有宠物戴防虱子项圈的家庭中，小孩罹患脑癌的几率是其他家庭小孩的5倍。

此外，父母从事农业、汽车维修、化学工业或者是任何职业领域会接触到化学溶剂者，他们的小孩有比较高的可能性罹患脑瘤。有些科学家相信当人们吃肉的时候，肉类里的硝酸钠会在我们的肚子里形成N亚硝基化合物而引发脑癌。而培根、火腿、熏香肠、意大利腊肠还有热狗等都含有硝酸钠。

父母亲的职业与儿童脑瘤有关

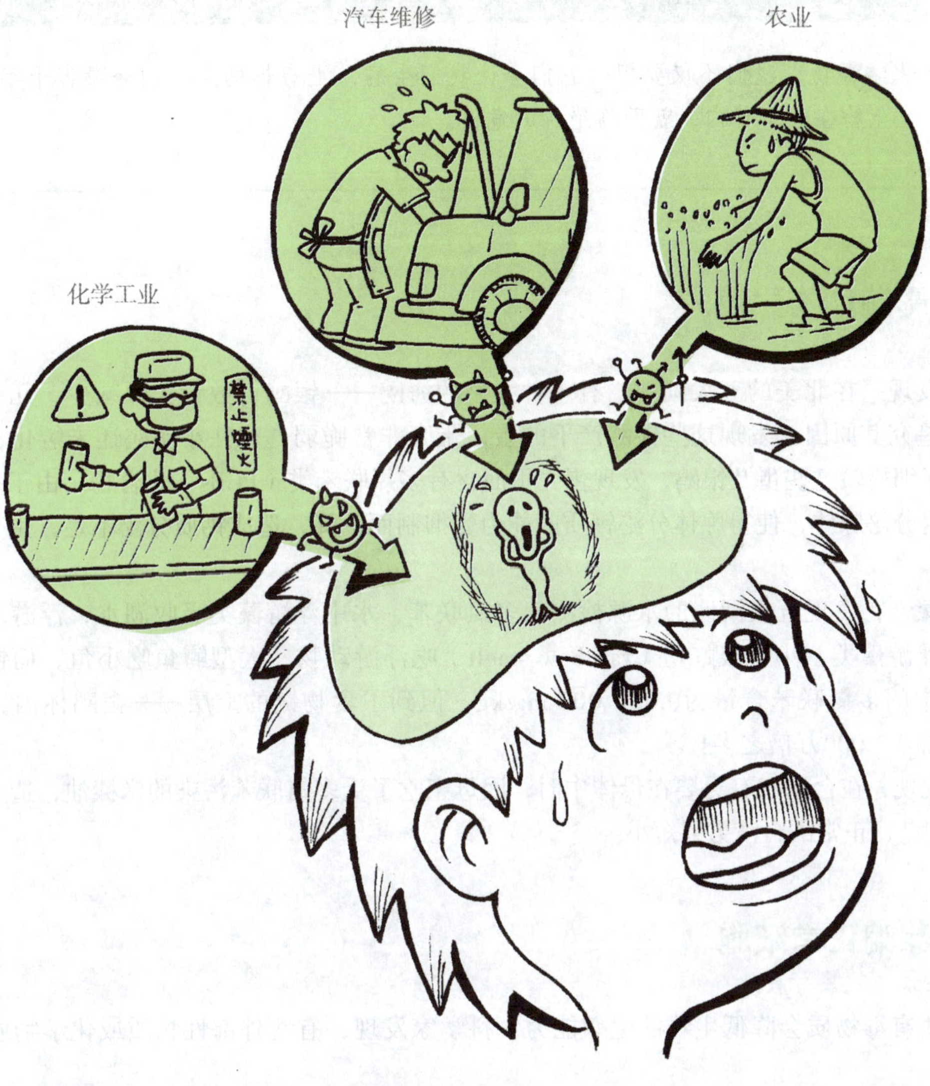

第四章　环境荷尔蒙影响孩子未来生育力

对于化学毒物，我们不仅要担心它们会让我们生病，更害怕的是它们会遗害千年、万年，甚至让生物在数十年内，就面临绝种的危机。

环境荷尔蒙影响动物生殖力

生物学家发现，在北美的五大湖区，有一种大型的海鸥——银鸥，数量大幅减少，几乎快要绝种。生物学家追究其原因，发现这些银鸥产下的蛋，蛋壳非常脆弱，往往小银鸥还未孵化，蛋就破了。生物学家仔细检验这些蛋及银鸥，发现蛋壳里面含有多氯联苯类（PCBs）化合物，由于多氯联苯干扰了银鸥的内分泌腺体，使得腺体分泌钙质的能力受抑制而下降，造成钙质分泌不足，蛋壳因而变薄且易破。

再往源头探索，发现五大湖区的水源检测出多氯联苯，水中浮游藻类吸收湖水，浮游动物（小虫、小虾）吃浮游藻类，小型银虹鱼（rainbow smelt）吃浮游动物，大型鳟鱼吃小鱼，而银鸥吃鳟鱼。原本湖水中的多氯联苯含量为0.000 002 mg/kg，但到了食物链的上层——银鸥体内，却高达124 mg/kg，增加了1 000万倍之多！

科学家更发现，在台湾省有男婴在母体中时，因母亲吃了受多氯联苯污染的米糠油，造成这些男婴生下来时，阴茎比正常的台湾男婴短小。

环境荷尔蒙蒙骗正常细胞

为什么这些有毒物质会降低生物的生殖能力？科学家发现，有些外部性物质或化学物质会改变

多氯联苯在生物体内的累积

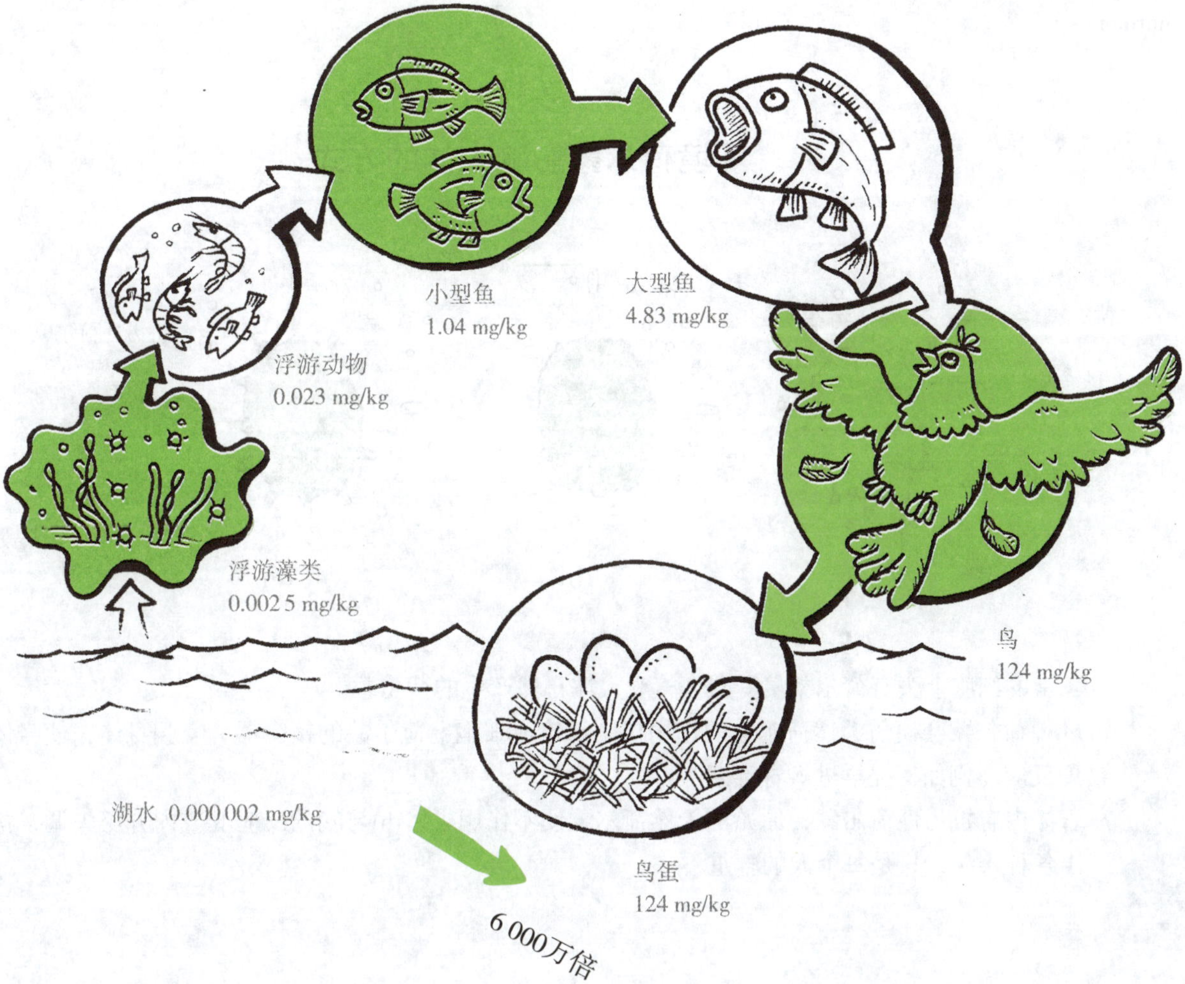

内分泌系统，称为“内分泌干扰素”，或“干扰内分泌之化学物质”。目前所观察到的内分泌干扰素，大多为环境污染物，影响动物的健康、生殖、发育、成长和行为等，并延续到其后代。由于它们是透过模仿人体荷尔蒙作用的机制来影响人体，所以在日本又被称为“环境荷尔蒙”（environmental hormones）。

环境荷尔蒙影响人体的方式

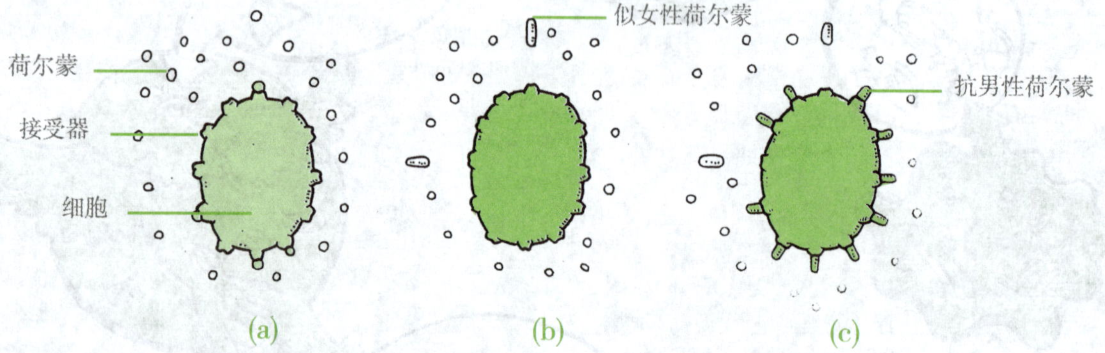

(a) 正常的细胞上头有荷尔蒙接受器，接受人体自然产生的荷尔蒙。

(b) 环境荷尔蒙会模仿天然荷尔蒙的作用机制，抢占细胞上荷尔蒙的接受器，蒙骗身体，使身体过度反应（例如，提早进入青春期）。

(c) 若体内有抗男性荷尔蒙，原始的天然荷尔蒙便不作用了，(b)与(c)的反应变成内分泌失调，衍生出各种疾病，只是每个人的轻重不一。

环境荷尔蒙的来源

环境荷尔蒙的来源可分成四大类：

1. 药物

人造动情激素（DES）和避孕药。

2. 农药

滴滴涕（DDT）、其他有机氯农药、二溴氯丙烷（DBCP）等。

3. 工业产品

多氯联苯、有机锡、塑胶之塑化剂、清洁剂等。

4. 环境污染物

戴奥辛、苯比林、铅、汞、镉等物质。

目前约有50种化学物质需进行危险评估，而美国环保署（EPA）、疾病管制暨预防中心（CDC）和世界野生动物基金会（WFF）认定的“环境型分泌干扰物”，共有103种，其中60种为美国环保署所认定，48种是疾病管制暨预防中心所认定，68种为世界野生动物基金会所认定。

被日本环境厅（JEA）怀疑为环境荷尔蒙的化学物质有67种，此外镉、铅、汞亦是可疑的环境荷尔蒙，因此共有70种。

疑似环境荷尔蒙物质的分类

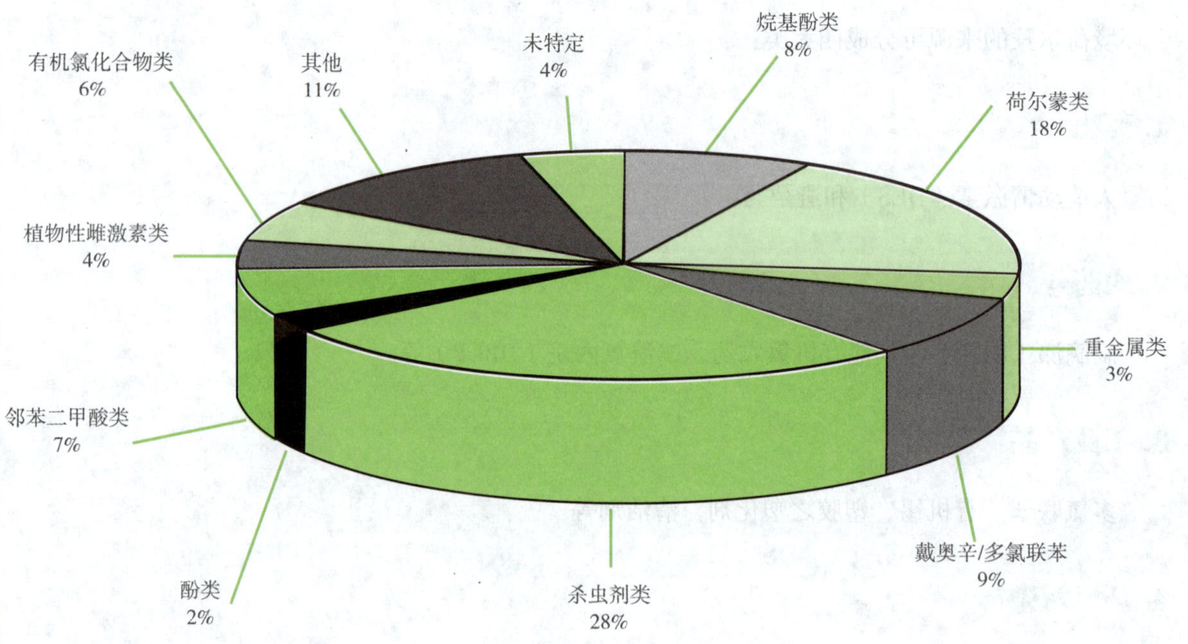

多数环境荷尔蒙具有以下特性：

- 在环境中长期存在。
- 持久不易分解，半衰期长。
- 具生物浓缩及生物蓄积性。
- 对生物具有毒性。

胚胎在子宫内增加环境荷尔蒙接触的来源

1. 现代饮食

现代人的饮食习惯会增加女性体内天然荷尔蒙的浓度。例如，现今饮食中的纤维素比50年前还低，当小肠含有较少量的膳食纤维时，释放到胆汁中的荷尔蒙容易被再吸收至血液中。因此，和50年前相比，胚胎暴露在母体天然荷尔蒙的浓度较高。

2. 妇女使用人工合成荷尔蒙

如果妇女使用二己基人造雌性激素（DES）治疗疾病，则所生的女孩会增加阴道癌的危险，所生男孩会减少精子数目。此外，也容易发生生殖器官异常的情形，例如：尿道下裂及睾丸未降（隐睾症）。

3. 妇女食用含有人造荷尔蒙的肉类及饮水

畜牧业者使用人工合成荷尔蒙，促使动物快速生长，如果妇女吃这些动物，就会吃进存在它们体内的荷尔蒙。此外，这些荷尔蒙也可能以污染物的形式存在于给水系统中。

4. 妇女使用避孕药

过去20~40年，人造荷尔蒙乙炔雌二醇春情类素被当作避孕药，使用量有上升趋势，而且在给水系统中被监测到。

5. 合成有机化学物质和重金属

有机物及金属释放到环境中，是升高女性荷尔蒙的另一个来源，如多氯联苯及戴奥辛。许多常见的工业物质亦具有荷尔蒙的功能，它们存在于食物及饮水中，累积在我们体内的脂肪组织里，也存在于母乳中。

环境荷尔蒙对人体及健康的影响

环境荷尔蒙对野生动物和人体的健康影响，会随着种类、年纪和性别而有所不同。

1. 男性

生殖力下降、男性特征发展缺陷、前列腺癌增加等。

2. 女性

生殖力下降、乳腺癌增加、子宫内膜异位症、免疫系统受损、甲状腺肿瘤等。

3. 儿童

过动儿、学习能力降低及注意力不集中等。

这些化学物质会穿透胎盘，干扰胎儿的发育，而后果却要等到数十年之后才能看见，医界称之为“迟缓的长期效应”——也就是要等小孩成长到青春期或成年后，才发作的效应。

更可怕的是，人们不仅需担忧生下畸形儿，也需担忧对人体组织和细胞所造成的隐形影响，会终其一生削弱其竞争能力和生存之权利。

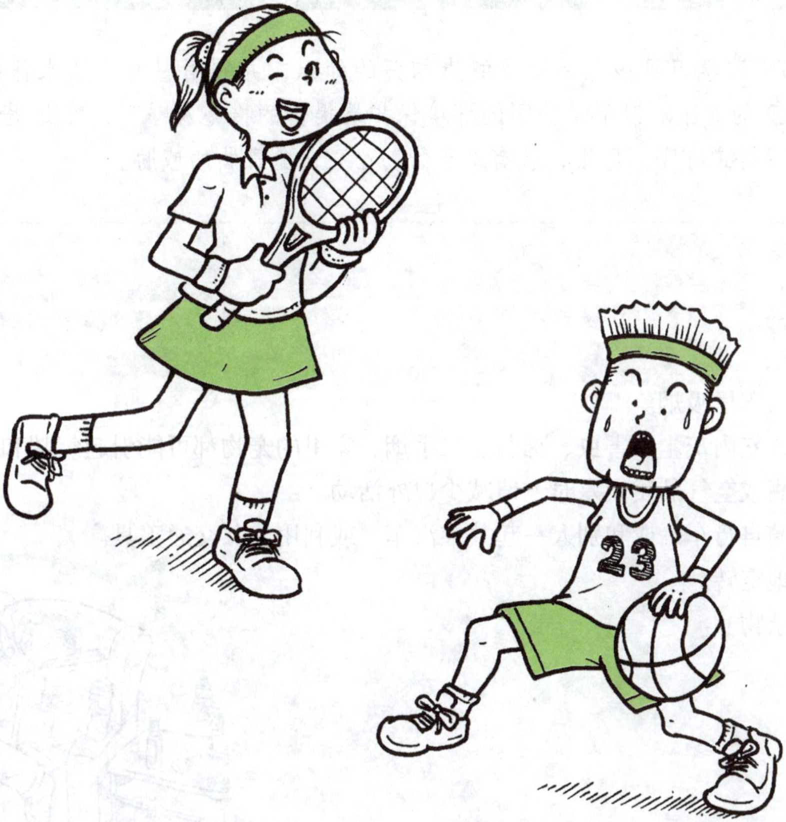

环境荷尔蒙可能在胎儿时期就已开始干扰孩子的发育，但到青春期才被看见。

第五章 减少环境污染对儿童健康影响的实用措施

每个人都应该学习更多与环境及健康相关的知识，并利用一些方法来保护自己和家人，尤其是小孩的健康。以下是美国的环境保护署提出的措施及呼吁，在此提供出来给读者参考。请记住并遵守下列原则，就有助于帮助小孩避免毒物的威胁。

1. 帮助儿童健康呼吸

- 请勿在室内或汽车里吸烟。
- 注意室内清洁，室内灰尘、害虫、霉菌、二手烟、家里的宠物都可能引起气喘和多种敏感。
- 当臭氧指数过高或空气品质太差时，请减少户外活动。
- 外出多走路、骑自行车，或和别人一起共乘汽车，或利用公共交通工具。
- 避免让车辆原地空转。
- 避免公开燃烧杂物。

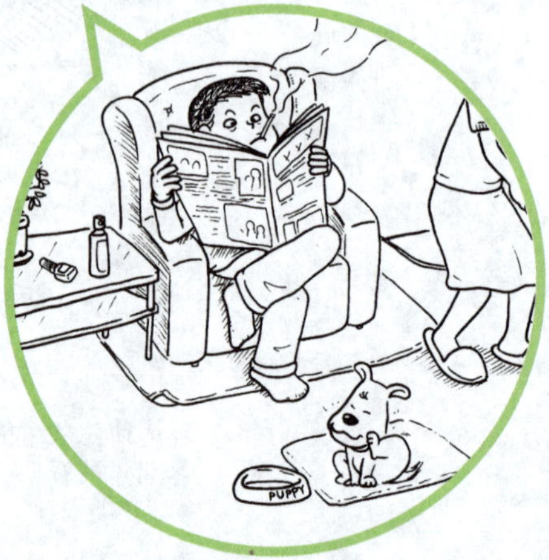

2. 预防儿童铅中毒

- 定期检查孩子身体的铅含量。
- 如果住房是木造的，请检查室内油漆是否含铅。
- 帮助孩子养成饭前洗手的习惯，奶嘴奶瓶和玩具要经常清洗。
- 较旧的住房要经常洗刷地板和窗台，以避免孩子跟含铅油漆和灰尘接触。
- 饮用水、烧饭和泡奶粉的用水，不要用从热水水龙头内流出的水。因为热水通常采用铅管作为管线，容易有铅的残留。

3. 不要让小孩与农药与其他有害化学品接触

- 请把食物及垃圾放置于密封储物箱内，以防止蚊虫进入屋内。
- 尽量使用捕虫饵或捕虫器来捕杀害虫，并避免放置于儿童可取得之处。
- 请阅读产品使用说明，并按照说明使用。
- 把农药及有害化学品存放在安全之处，不要让小孩误以为是可饮用之物。
- 使用农药后一定时间内，不要让孩童和宠物靠近，也不要把玩具放在附近。
- 食用青菜和水果前，请用水冲洗，可能的话请将水果削皮。

4. 防止儿童一氧化碳中毒

- 请定期检查燃烧器具，例如火炉烟道和烟囱等。
- 不要把烤箱当暖器使用，不要在室内或车库内烧烤食物。
- 千万不要在不透风的房间里使用煤油暖器炉。
- 不要在车库内长时间开动车辆及汽油剪草机。
- 睡觉的地方要安装符合检查或国家标准的一氧化碳警报器。

5. 防止儿童与污染水和鱼类的接触

- 请特别注意地方海滩关闭和鱼类污染警告，联络地方环保卫生部门以了解情况。
- 回收已用机油，适当处置有害化学物质。
- 检查地方饮用水成分，联络地方供水公司取得年度水质报告，如果使用私人井水，请做年度检查。

6. 防止儿童与高紫外线接触

- 外出请戴帽子、太阳镜和穿防紫外线的衣服。
- 年龄6个月以上的小孩要涂抹SPF15+以上的防晒油，避免婴儿跟太阳光直接接触。
- 尽量减少早上10点到下午4点的户外活动，这是紫外线最强的时段。

7. 防止儿童与汞（水银）接触

- 多吃各类食物，但尽量避免高汞含量的鱼类。
- 家里请使用数字温度计取代含汞温度计。
- 不要让孩童接触汞。
- 绝对不要加热或燃烧汞。
- 如果汞被打翻或外泄，请立即妥善处理，或联络地方卫生或环保部门，千万不要用吸尘器清理。

Part 2

远离毒害，防毒看招

我们虽然无法完全

帮助孩子消除生活中的化学毒物，

但我们可以选择聪明地避开，

让孩子免受化学物质的毒害！

让我们一同来了解

可能影响孩子健康的化学毒物，

并学习让孩子远离生活毒物伤害的妙招！

【食品添加物防毒看招】

食品添加物 让儿童易怒过动、学习能力降低

近年来，国外已有多篇研究报告指出，儿童若摄取过多食品添加物，易引发情绪易怒、行为过动，且学习能力也会降低。然而，要完全杜绝儿童接触于食品添加物之下，已是不可能的事。

毒物真相

小孩每吃一样食物，其中至少就有五六种的食品添加物，尤其是垃圾食物中，添加化学物质的情况就愈严重。这些化学物质会累积在小孩的血液及身体里，伤害小孩的脑部神经传导过程，所以小孩就会变得“秀斗”，表现在行为上，不仅暴躁、易怒，而且好像也变“笨”了。

何谓食品添加物？

为了增加食物的色、香、味以及保存期限，食品内会掺有添加物。早先时期传统的添加物是天然的，例如用红花来为食物染色，用葱、姜、蒜等辛香料来让食物拥有香味；到后来，甚至可以利用萃取的方式，抽取出蔬果的甜味、色素及香气，作为食品添加物。然而近百年来，因为天然的东西有限，加上化学工业的发达，渐渐发展出各式各样的化学合成品。化学的食品添加物成本低廉，非常容易取得，因而被大量使用在食品的制造过程中。

食品添加物在我们的生活中无所不在，目前在食品卫生法中，特别将食品添加物依功能分成17类、500多种品种，明确注明使用范围及用量标准。食品卫生管理法中对食品添加物的定义是："系指食品之制造、加工、调配、包装、运送、贮存等过程中，用以着色、调味、防腐、漂白、乳化、增加香味、安定品质、促进发酵、增加稠度、增加营养、防止氧化或其他用途而添加于食品或接触于食品之物质。"

食品添加物的毒性

食品添加物不能被单独使用，而且它的使用量必须很少。它的单位一般为10^{-6}量级（百万分之一），例如1 kg的食物加入0.001 g的添加物，那么它的添加物含量就是10^{-6} mg/kg。因为现在的食品添加物都是化学合成的，所以必须非常注意及用量对人体造成的影响。

以往对于食品添加物的安全性的检测，多半利用动物试验或是细胞培养的方式，验证在不同剂量下单一添加物的毒性。但英国利物浦大学与厄斯特大学的研究者在2006年3月的《毒物科学》（Toxicological Sciences）中，发表了一篇研究报告，指出常用的食品添加物即使个别浓度低于危险剂量，但它们彼此的结合却会对动物产生神经的毒性效应。

这个研究对最常见的4种食品添加物进行研究，分别为奎黄（quinoline yellow，食用黄色素10号）、亮蓝（brilliant blue，食用蓝色素1号）、麸胺酸（L-glutamate，味精中主要成分）和阿斯巴甜（aspartame，代糖成分）。之所以挑选这些添加物来探讨，是因为它们经常被使用在儿童常接触的食品中。其中亮蓝曾一度被欧洲大部分的国家禁止使用在食物中，但后来已被重新开放。

1. 干扰突触细胞生长

神经毒性的测量是利用小鼠NB2a神经母细胞瘤接触到这些添加物后的神经突触生长情形来判断。研究结果发现，奎黄搭配阿斯巴甜、亮蓝配麸胺酸，都会干扰突触细胞的生长；但其他的组合则无明显的效应。

研究者Lau假设摄食了麸胺酸和天门冬氨酸（aspartic acid）这两种已知的神经毒物，会启动身体激活毒性（excitotoxicity）的机制，因而增加身体的负荷造成神经死亡。

Lau表示这些会造成神经细胞毒性的毒物，会对幼童们造成更高的风险。因为会造成这些不良反应的剂量浓度，理论上会借由儿童们常吃的食物或是饮料转移至血浆内，像是可能含有MSG（味精）的玉米片和含有阿斯巴甜的果汁饮料。

英国食品标准局（FSA, Food Standards Agency）的科学家对这项结果提出质疑，英国食品标准局的资深发言人Shaun Whelan表示在Lau的研究假设中，味精和阿斯巴甜在肠内会被完全吸收，但从其他研究来看并不是那么一回事，这些添加物在血中浓度并不像Lau所预测的那样，可以正确代表人体内的真实状况。

Whelan表示脯氨酸和天门冬氨酸在食物中是自然存在的物质，且并没有证据可证明当它们被当作食品添加剂而被人摄取后，会在体内产生不同的作用机制；然而Lau回应解释：当脯氨酸直接或是以MSG的方式进入体内后，其在血浆中造成的反应，会比以蛋白质形式进入体内后产生的反应更大，且会造成体内脯氨酸浓度的急剧上升。

2. 造就注意力不集中及过动的孩子

其他类似的研究表示这些非营养性的食品添加物与注意力不集中和过动等失控行为有关系，虽然这些研究结果仍或多或少有些争议，但是Lau的研究团队相信他们的结果对于未来深入研究食品添加物提供了许多帮助；Whelan也说明，英国食品标准局因此也开始提供大笔经费来研究，同时摄取包含色素添加物之类的化学混合物，对幼童行为表现的影响。

3. 增加儿童的肝肾负担

肝脏负责解毒，肾脏负责排毒，然而化学的食品添加物会增加肝脏及肾脏的负担，影响肝肾的功能。

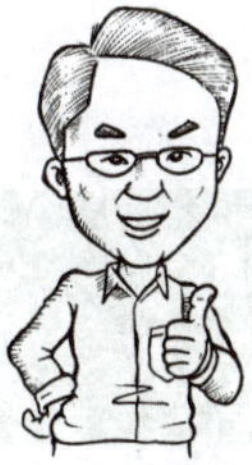

远离毒害，防毒看招

要避免小孩接触化学食品添加物，应从父母本身做起。如果父母从小就让孩子吃不健康的东西，等同于是在毒害他们，成了危害孩子健康的帮凶！

第1招：不时不食

不合时令的食物少吃。例如非当季产的蔬菜、水果，可能就多喷洒农药。

第2招：不鲜不食

多吃新鲜的食物，少吃罐头食品或腌渍的食物。多吃新鲜蔬果或现打果汁，不喝市售的含糖果汁，即使标榜100%的果汁也要少喝，因为里头可能含有防腐剂。不买切片水果，因为可能含有吊白块。

第3招：减少快餐、零食、外食

帮小孩准备好吃、健康的便当，不要让他们自己到外头买汉堡、鸡块、薯条当正餐。有些店家在处理食材时，会用炸、煎、卤等方式来掩盖食材不新鲜的事实，如果你不确定某些店家的诚信问题，就不要让孩子随便购买外食。尽量不要购买糖果、饼干、洋芋片等零食给小孩吃。

【零食防毒看招】

小孩爱吃零食 气喘、乳腺癌跟着来！

我们一般称热量高、营养成分低的食物为“垃圾食物”，垃圾食物除了让我们的小孩发胖、长不高，更有致病、致癌的危险。

毒物真相

一般而言，油炸、腌制食品、饼干、香肠、蜜饯、雪糕、肉干、汽水、烧烤和罐头食物，并列为“十大垃圾食物”。这些食物具有高热量、高盐、高糖、高防腐剂、高香料及含有饱合脂肪酸等特征，不仅没有任何营养价值，更容易致病。

令我们担心的是，仔细比对这十大垃圾食物，几乎都是我们的小孩爱吃的！但如果纵容我们的小孩吃这些东西，等于是在慢性毒害他们！

零食对孩子的伤害

一般家长多半只知道零食含有过多热量及油脂，营养成分不高，吃多了容易变胖，但却不知这些令孩子趋之若鹜的食物，隐藏着更多致病的危机！以下是一些零食致病案例：

- 美国一家爆米花工厂，传出有多名工人疑似因为长期大量吸入奶油爆米花添加的香料“联乙酰”遇热挥发的物质，导致肺部急速纤维化，出现俗称“爆米花肺病”之闭塞性毛细支气管炎。其中已有人不治，幸存者可能也必须换肺才能存活。
- 中国大陆检出美商及日商知名洋芋片含有禁用多年的致癌物溴酸钾，台湾“卫生署食品卫生处”紧急与业者协调，希望在事件理清前能全面停止贩售。因为从老鼠动物实验得知，老鼠长期口服溴酸钾，会造成肾脏肿瘤、腹膜间及甲状腺小囊肿瘤。
- 日前研究发现，儿童常吃快餐，将容易患气喘病，而快餐中的薯条，更可能提高幼儿将来罹患乳腺癌的几率。

十大垃圾食物

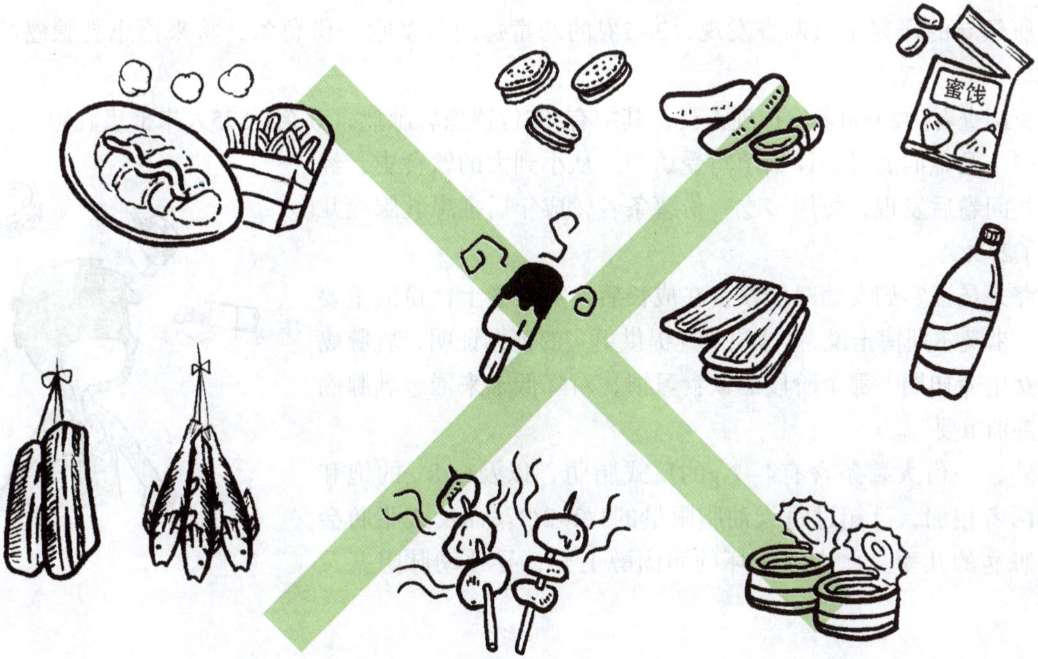

1. 儿童爱吃快餐　易患气喘病

最新的医学报告显示，爱吃快餐的小孩罹患气喘病的几率比其他的小孩要高上70%，像汉堡、可乐等垃圾食物都容易造成儿童气喘。

《过敏疾病》期刊里报道，垃圾食物过高的盐量是导致儿童罹患气喘病的主因。全世界儿童气喘比率越来越高，在英国，每3名青少年就有1名有气喘病。这份报告也进一步证实，过去30年气喘病的人数大幅增加，跟食用垃圾食物有密切的关联。

2. 幼童常吃薯条　成年易得乳腺癌

由美国波士顿布里罕妇女医院（Brigham Women's Hospital）及哈佛大学医学院的凯琳米契尔斯博士所领导的研究小组调查发现，3~5岁的幼童每周若多吃一份薯条，将来罹患乳腺癌的几率将提高27%。

接受调查者为2 000多位护理人员，其中有585位罹患乳腺癌，其余1 575人未罹患乳腺癌，研究员请受访护士及她们的母亲详细填写受访护士从小到大的饮食史，经分析这些问卷后发现，每周多吃一份薯条者，成年后罹患乳腺癌几率提高了27%。

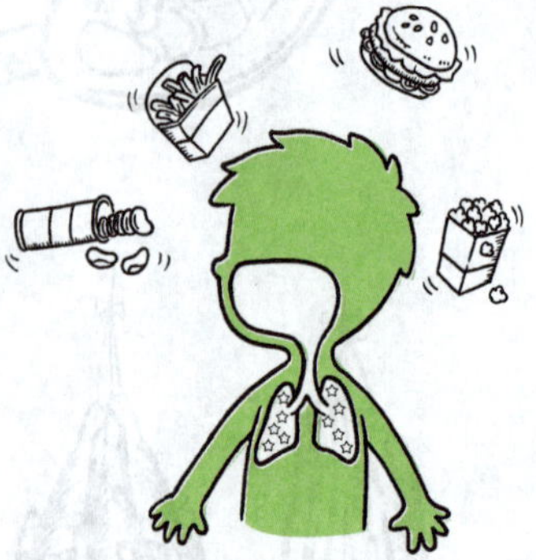

研究人员证实妇女幼时的饮食在成长后疾病发展上，扮演重要的角色。米契尔斯博士说，“这项研究提供更多的证据证明，乳腺癌源于妇女生命初期，那个阶段的饮食习惯，对降低未来罹患乳腺癌的几率特别重要”。

此外，一份大薯条含有4~7 g的反式脂肪，以及6~8 g的饱和脂肪，两者相加，已超过每天油脂限量的1/2~2/3。而反式脂肪会增加心脏病的几率，使人体中坏的胆固醇上升，导致动脉阻塞及硬化。

3. 油炸淀粉食品　引发孩童癌症

淀粉类食品经高温（＞120℃）烹调后易产生化合物丙烯酰胺，它是种无味的白色结晶化学物质，经动物实验发现丙烯酰胺为致癌物，普遍存在于培烤食品及油炸食品中，特别是薯条、洋芋片、油条等。其中薯类油炸制品（薯条、洋芋片）的丙烯酰胺含量比谷类油炸制品（油条、炸甜甜圈）高出 4 倍。

一般来说，儿童的丙烯胺摄取量为成人的2~3倍，因儿童爱吃的零食多为饼干、洋芋片、薯条等，即使成年后鲜少吃零食，幼时长期低剂量的接触却会使成年罹癌风险高出许多倍，尤其像这样高油脂的食物摄取量，家长不能不注意。

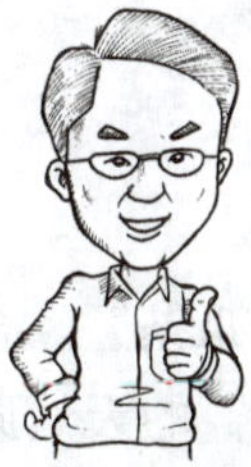

远离毒害，防毒看招

第 1 招：不买

不要购买零食，因为家中随处可见的零食会引发孩子吃的欲望。

第2招：不给

孩子肚子饿的时候，以新鲜水果、全麦面包取代饼干、肉干及蜜饯。

第3招：不鼓励

不要把零食当成鼓励孩子的工具。

小孩饮料不离手　日后百病缠身

小孩早餐时一杯奶茶，你以为奶茶含有牛奶，十分健康？下午活动过后一杯可乐解解渴，你觉得可以被允许？晚餐过后再来杯清凉的茶饮料，似乎是天经地义？你知不知道，这几杯饮料喝下肚子，其实是喝进了防腐剂、人工香精、糖分及一堆化学添加物。

毒物真相

台北县一家制造冬瓜茶的小型工厂日前遭人检举，指其生产的饮品，是“黑心冬瓜茶”。台北县消保官因而会同卫生局到场稽查，发现厂内脏乱，也找不到任何制造“冬瓜茶”的天然原料。业者坦承添加防腐剂己二烯酸钾，以及用地下水制造冬瓜茶贩售。饮品包装上标示的“不添加防腐剂”显然是谎言。这家工厂每天生产2万多包冬瓜茶，销售给各大快餐业者。

含糖饮料对小孩造成的影响

1. 防腐剂苯甲酸钠伤肝又致癌

为了延长饮料的保存期限，制造业者通常会在制造过程中添加防腐剂，常用的除了上述案例中的己二烯酸添加物之外，还有一种毒性更高的苯甲酸钠，通常添加在碳酸饮料、蜜饯及零食中。

依据英国一项新研究发现，苯甲酸钠会破坏线粒体DNA的重要部分，由于线粒体是细胞储存及供给能量的重要场所，因此一旦被破坏，细胞功能将严重瘫痪，加速人体老化过程，可能造成帕金森氏症等神经退化疾病。此外，也可能导致肝硬化等疾病。医师表示，由于此添加物被人体摄取后，是由肝脏代谢，肝功能不佳者应避免摄取。

另一个值得注意的重点，就是苯甲酸钠添加在含维生素C的饮料中，可能产生化学作用而生成苯，是孩童白血病的致癌物质，家长在选用饮料时，要注意：如果饮料含有防腐剂添加物，又添加有维生素C时，要尽量避开。

此外，饮料在保存时如果接触高温、太阳直射，也容易让苯的产生量增加。而饮料出厂时间越久，苯的产生可能越多，因为糖分会抑制维生素C和苯甲酸盐产生苯，含有糖分的维生素C饮料，苯产生较少。如果要完全避免苯的产生，唯有避免维生素C和苯甲酸盐在饮料中混在一起。

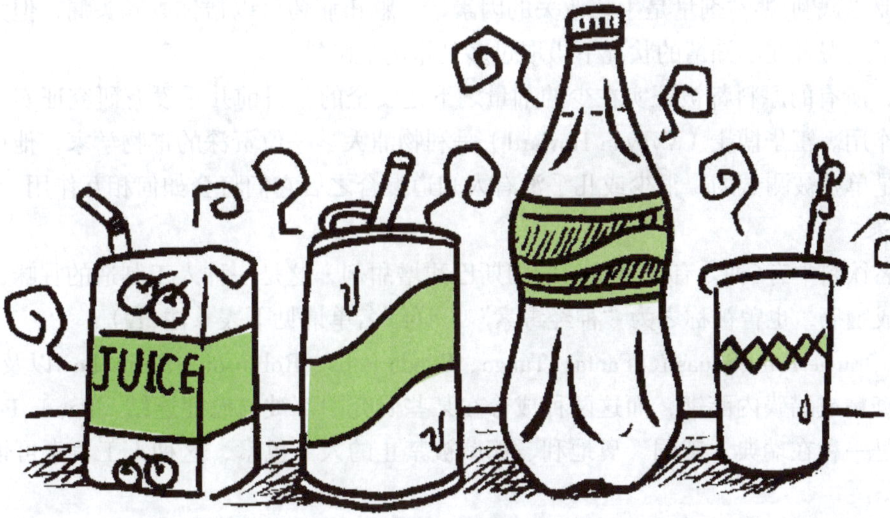

这几杯饮料喝下肚子，其实是喝进了防腐剂、人工香精、糖分及一堆化学添加物。

动物实验也证实，苯甲酸钠可能造成怀孕老鼠的胎儿生长迟缓、出生后食欲不佳等现象，不少先进国家都已经规范孕妇及孩童的食品不得添加苯甲酸钠。

2. 碳酸饮料含有数十种食品添加物

然而，在孩子们喜欢的软性饮料中所潜藏的危害，却不仅止于防腐剂。一个刊登于《伦敦旗帜晚报》的研究调查指出，当今在英国销售前十名的软性饮料中包含了超过70种的食品添加物，而其中许多添加物都会造成健康上的问题。

这10种饮料，几乎每种饮料都含有人工色素、香料或防腐剂，常用在各种饮料内的添加物至少有4种与癌症有关联，而其他的则与小孩的行为问题、气喘及糖尿病有关。

此分析指出，虽然制造商被规定必须标示出食品添加物的成分，但有数以百计合格的调味剂却不必列出。消费者因而无法得知，这些可改善饮料味道或颜色外观的添加物剂量的多寡。

毒物学家亚当武利说："剂量是生死攸关的因素，一颗止痛药可以帮你去除头痛，但太多却可以杀死你。"道出了消费者在不知情的状况下摄取过多剂量的危险性。

即使如此，所有的原料都被证实在少的剂量之下是安全的，目前几乎没有研究证实他们彼此之间将会如何相互作用。霍华博士（Vyvyan Howard）是利物浦大学一位资深的毒物学家，他说："所有的食品添加物都是单独被测试的，很少或几乎没有人知道混合之后它们将会如何相互作用。"

● 研究结果

畅销前十名饮料中有6种含有极具争议的阿斯巴甜增甜剂，这是一种人工制造的甘味，比糖甜上两百倍，可能造成脑癌，也曾被称之为"神经毒素"。详细名单请见下表（注1）。

Robinson's Orange Fruit Squash、Fanta、Tango、Panda Pops、Robinson's Fruit Shoot以及Sunny Delight几乎都包含有糖精或醋磺内酯钾，而这两种成分在某些研究中都被与癌症连结。Panda Pops 包含有蓝光酸性红，这是一种在瑞典、美国、奥地利、挪威被禁止的人工色素，这种人工色素可怕之处在于会引起气喘。

霍华博士说："许多加味剂都影响脑中的传送物质，因此它们被认为会造成行为问题，也就不足为奇。"

Procter & Gamble至少含有10种人工色素、甘味剂、安定剂与防腐剂。Sunny Delight的制造商，强调这个产品是冷藏销售，创造出“产品很新鲜”的印象。在2002年被食物委员会颁发“最佳添加物噩梦奖”，Sunny Delight含有人工勾芡粉，营造出它含有许多新鲜的水果的假象。

英国软性饮料协会发言人则表示，现在有各种种类的软性饮料可供消费者选择，所有的组成成分都是经过食品标准局认可的安全成分，标签上列出的成分可使消费者选择他们喜欢的产品（注 2）。

许多制造商如可口可乐、Britvic（品牌为Robinson's，生产“Tango”这种饮料）、葛兰素史克（GlaxoSmithKline，生产“葡萄适”这种饮料）以及宝洁家品（P&G），都以商务机密为由，拒绝披露出他们的产品含有哪些人工调味剂。

3. 对人体健康的伤害

上述的添加剂，到底有什么好可怕的呢？原来它们会伤害人体的健康：

- 磷酸：牙齿侵蚀（注 3）、骨质疏松。
- 柠檬酸：牙齿侵蚀（注 3）。
- 日落黄：过动，有可能使气喘恶化。
- 蓝光酸性红：过动，有可能使气喘恶化。
- 苯甲酸酯：可能使气喘恶化。
- 阿斯巴甜：脑癌、晕眩、偏头痛、视线模糊。
- 糖精：膀胱癌。
- 果葡糖浆：过胖与糖尿病。
- 乙酰舒泛钾：癌症相关。
- 咖啡因：行为问题、失眠。
- 防腐剂焦亚硫酸钠：肠躁症。
- 着色剂：行为问题。

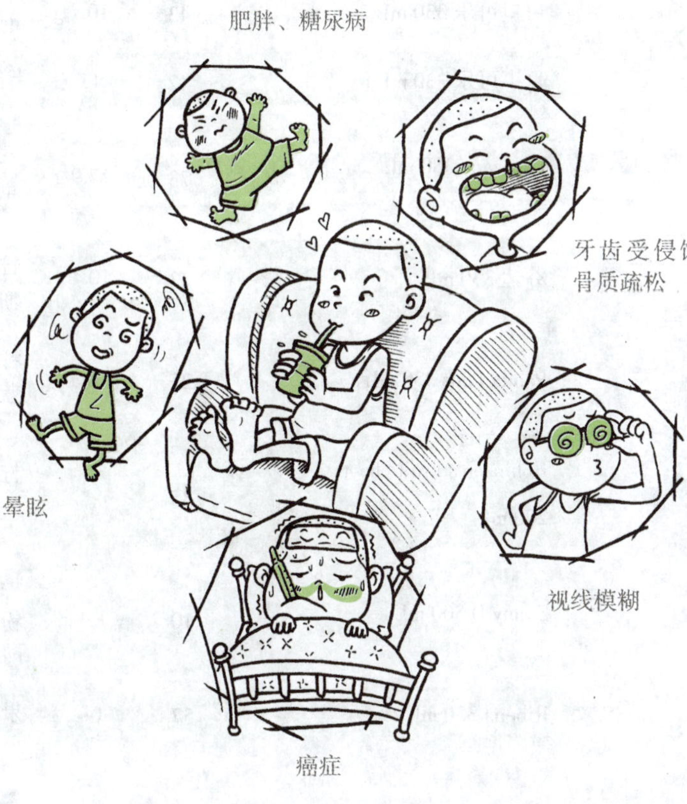

饮料里含有什么

饮料名称	卡路里	糖	添加物
Robinson's Orange Squash 1 L	53	*	果葡糖浆、柠檬酸、柠檬酸钠、己二烯酸钾、重碳酸钠、阿斯巴甜、糖精、甘味剂、稳定剂、胡萝卜素
Tango 2 L	29	*	高果糖浆、柠檬酸、甘味剂、柠檬酸钠、稳定剂、柠檬酸硬脂酰酯、维生素C、阿斯巴甜、糖精、己二烯酸钾、胡萝卜素
可口可乐 330 mL	43	10.7 g	着色剂、磷酸、甘味剂、咖啡因
百事可乐 330 mL	42	11 g	着色剂、酱色剂、咖啡因
Lucozade 380 mL	73	17.9 g	麦芽糖浆、柠檬酸、乳酸、甘味剂（包含咖啡因）、重碳酸钠、硫酸氢钠、维生素C、日落黄色素
芬达 330 mL	43	10.4 g	柠檬酸、酸度调节剂、防腐剂、甘味剂、糖精钠、阿斯巴甜、安定剂、胡萝卜素
Panda Pops 330 mL	25	6 g	柠檬酸、甘味剂、阿斯巴甜、乙酰舒泛钾、苯酸钠、蓝光酸性红
Robinson's Fruit Shoot 200 mL	35	*	柠檬酸、柠檬酸钠、防腐剂E202、E242及E211、黄酸盐胶、阿斯巴甜、乙酰舒泛钾、甘味剂
Sunny D 500 mL	10	1.4 g	柠檬酸、蔬菜油、食用级复磷酸盐、食品用变性淀粉、耳豆胶、马铃薯钾、乙酰舒泛钾、阿斯巴甜、黄酸盐胶、树胶、胡萝卜素
Ribena 330 mL	57	14 g	果葡糖浆、柠檬酸、苯酸钠、花青素

国外的研究如此，在省内，董氏基金会也在2007年8月发表了一份全国性调查，结果发现，4~6岁的幼儿中，几乎每两个幼儿就有一个每天都要喝一杯含糖饮料，他们最喜欢的饮料是碳酸饮料、奶茶及含糖饮料。

摄取过多糖分让孩子肥胖，增加罹患糖尿病、动脉硬化、肾脏等疾病的几率，这个调查另外也发现，很多家长会提供茶饮料给小孩。因为茶饮料打着健康、瘦身的形象，误导家长，以为小孩喝茶饮料是健康的，或者认为只要喝“低糖”或“无糖”的饮料，就可以避免含糖饮料引起的新陈代谢症候群。

事实上，茶饮料因含有咖啡因，市售一罐600 mL的茶饮，咖啡因含量就有200 mg/kg，小孩一天喝半罐，就可能摄取了超量的咖啡因。长期饮用，将造成成长中的小孩心悸、睡眠品质不佳、食欲降低，甚至影响孩子脑部发育及智力发展。

至于其他如运动饮料、稀释果汁、水果醋、冬瓜茶等，也常被家长误以为是健康的，但事实上它们都是属于不建议让孩子常喝的饮料范围。

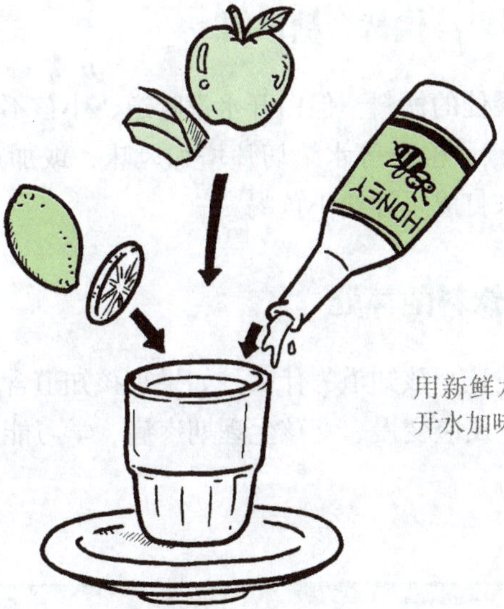

用新鲜水果切片或蜂蜜，替开水加味。

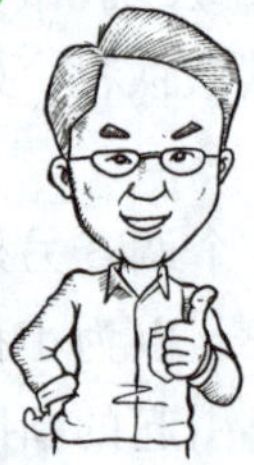

远离毒害，防毒看招

市售的饮料这么多，要如何减少孩子受到饮料的茶毒呢？有几点请家长可以开始做：

第1招：家长以身作则不买不喝

小孩会喝饮料，多半是家长买给他们喝，所以家长自己如果能够不买不喝，就可以减少小孩喝的机会。此外，在外头餐馆用餐，难免会喝饮料，如果能减少在餐馆吃饭的机会，改成在家中自己做菜吃，就可以降低小孩喝饮料的欲望。

第2招：以开水或新鲜果汁代替含糖饮料

其实对孩子而言，水还是最佳的饮料。但白开水没味道，小孩不爱喝怎么办？家长可以做些变化，例如在开水中加柠檬、橙子等水果切片增加风味，或加点蜂蜜变成蜂蜜水。此外，也可以自己买新鲜水果回来打成果汁给小孩喝。

第3招：教育小孩含糖饮料的坏处

家长不应一味地禁止，而应让小孩知道为什么。如果小孩知道含糖饮料会让他们变胖、长不高、皮肤变差、容易生病、反应变慢、女孩生理期疼痛、学习能力变差……他们就会自动自发地不去喝市售的含糖饮料。

注：

1 这份研究中所调查的饮料是针对在英国市面上有销售的为主，虽然许多在台湾省并未销售，但我们相信，省内如果做同样的研究，结果将相去不远，情况甚至更糟。这份研究报告等于是给省内父母一个警告。

2 针对消费者对食品添加物的疑虑，厂商通常会回应说："所有添加物的种类及含量都是依有关部门食品卫生法所规范，也都在法定安全用量之内。"但2006年3月英国食品标准局对市售150种饮料进行检验，发现某些饮料苯含量超过世界卫生组织规定上限的3倍。虽然含量还达不到危害健康程度，但英国当局还是劝说厂商回收4种饮料。

3 pH值5.5以下的酸度，就足以腐蚀牙齿，而长期饮用碳酸饮料或果汁，将溶解牙齿齿质，让牙齿变得敏感、酸痛。

食品添加物在安全剂量下，就可以安心喝饮料？

媒体报道指出，民众对饮料中的化学食品添加物最容易有的想法是："虽然化学的食品添加物对健康造成威胁，但食物中也含有天然的化学成分，因而接触并不等于中毒。况且，厂商标示的食品添加物都在安全剂量下，因为对健康的危害不会太严重"。然而，这并不正确。因为一杯饮料所含的某种化学添加物在安全剂量下，但是一杯饮料却含有不只一种添加物；此外，即使一杯饮料不会对人体健康造成明显且立即的危害，然而在长期累积之下，伤害就变得严重了。

【过敏食物防毒看招】

保护儿童 过敏食物要标示

在医院中，儿童因为吃了海鲜导致食物过敏的案例每天都有，看着小孩身上又红又肿甚至抓到破皮的皮肤，家长无不心急又心疼。美国鉴于儿童食物过敏症患者急剧增加，要求厂商将所含的过敏源诚实地标示在标签上，以保护对某些食物过敏的孩童。

毒物真相

美国《食物过敏原标示及消费者保护法案》（The Food Allergen Labeling and Consumer Protection Act of 2004, FALCPA）打算规定食品制造商，将90%与过敏有关的食物标示在标签上，包括牛奶、蛋、鱼、贝类海鲜、树豆、花生、小麦与黄豆。

此外美国食品药物管理局也在研究拟一份针对不用列表在标示上的食物成分在食物中的标准。一个非营利教育组织的一位学者指出：“食物过敏是不能治疗的”。这样的标示可以使消费者做出正确的选择。这位学者指出，在美国每年有30 000人因为食物过敏而送进急诊室，150到200人因为食物过敏而死，世界因为食物过敏而死亡的人也在增加当中。

? 认识食物过敏

在美国，有1 100万以上的人容易对食物过敏。对儿童来说，一些特殊食物所引起的过敏正在急剧增加中。杜克大学医学中心一位学者指出，小于5岁的儿童，花生食物过敏症比起过去10年增加2倍。虽然还是不清楚为什么食物过敏的案例一直在增加，但是有一个说法是因为过度的医疗，使得人的免疫系统太少作用，所以才会将特定的食物视为危险而发动攻击。

1. 食物过敏的症状

食物过敏最容易发生在婴幼儿身上，所产生的症状会因为每个人的体质以及食物的种类不同而有差异。孩子因食物过敏时，症状会表现在消化道、皮肤与呼吸道上，有极少部分孩子会产生休克。一般而言，常见症状包括：

- 消化系统（70%）

  腹痛、恶心、呕吐、腹泻、消化道出血、口咽部瘙痒。

- 皮肤症状（24%）

  风块疹（荨麻疹、风疹）、湿疹、血管水肿、红斑、瘙痒。

- 呼吸系统（6%）

  鼻炎、气喘、咳嗽、眼睛瘙痒红肿。

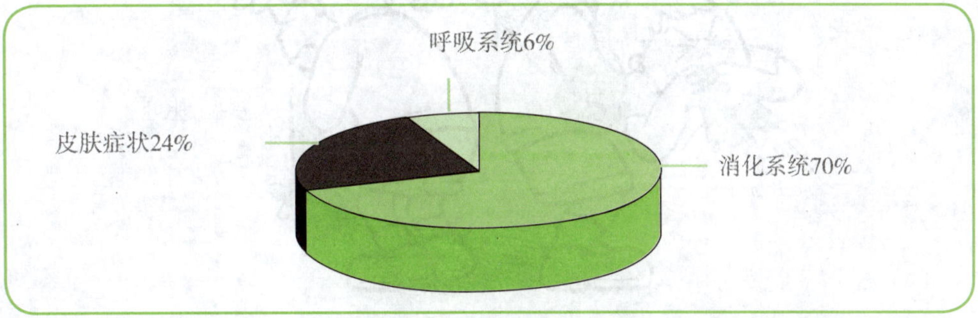

2. 免疫性及非免疫性的食物过敏

食物过敏又可分成免疫性与非免疫性两种：

● 免疫性的食物过敏

通常与蛋白质类的食物有关。这类食物被人体吸收后，会刺激免疫系统，产生免疫球蛋白抗体；如果数量过多，则会活化肥胖细胞，使其释放出组织胺，让人产生过敏现象。

● 非免疫性的食物过敏

这种过敏是因为人体对某些食物的特殊成分无法适应所引起的。例如，有些人对海鲜、巧克力、贝类食物过敏，有些人则会因摄取了某些食物而引起偏头痛。

孩童食物过敏的症状

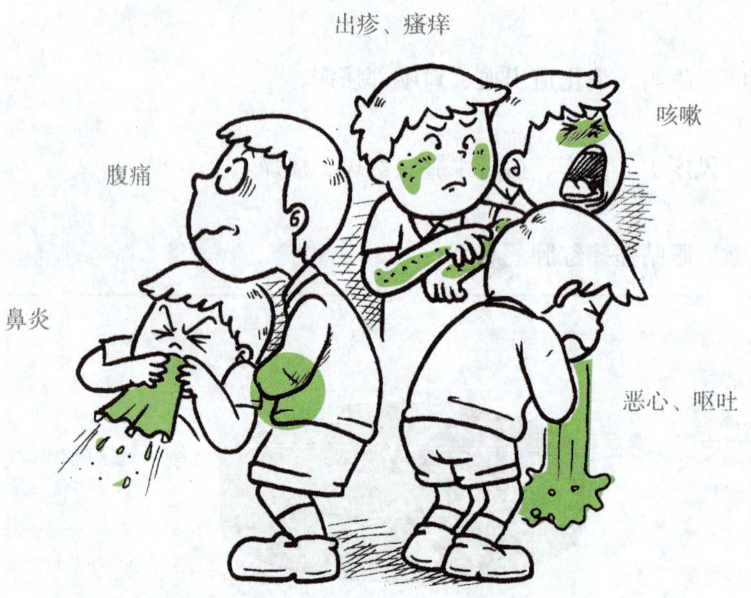

避免让孩子食用易引起过敏的食物

会引起过敏的食物有90%与食物中的蛋白质有关。家长应该特别注意这些食物，如果家中小孩曾有过敏现象，应避免让他们吃到这些食物：

- 海鲜类

  尤其是有壳海鲜，如虾、龙虾、蟹、贝类以及不新鲜的鱼。
- 豆荚类

  花生、大豆、豌豆等。
- 核果类

  核桃、腰果、杏仁、胡桃等。
- 蛋奶类

  蛋、牛奶等。
- 有核水果

  芒果、草莓、番茄、柳橙类。
- 酒精及咖啡因

  含酒精的饮料或菜肴；含咖啡因的食物，如巧克力、咖啡、可乐、茶等。

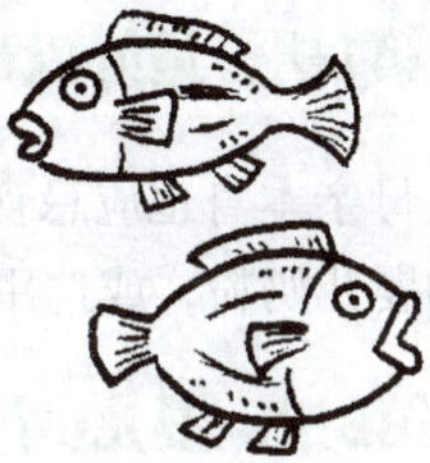

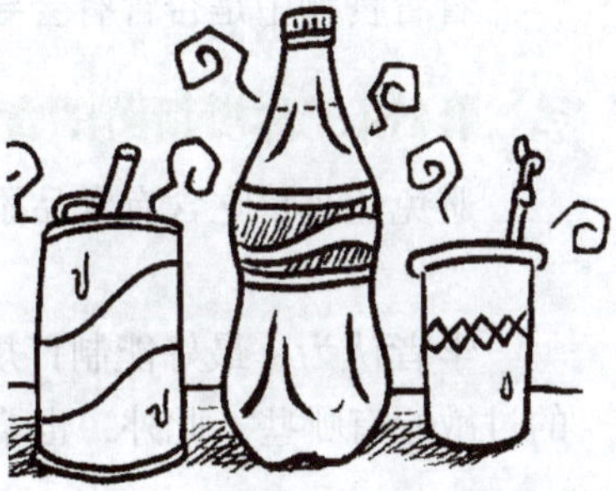

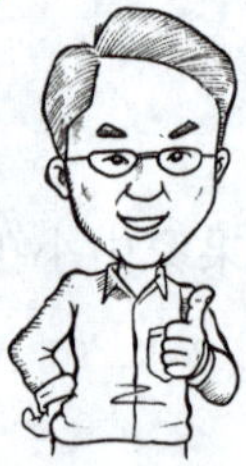

远离毒害，防毒看招

6岁以下的幼童有1%～3%对食物过敏，其中又以婴幼儿最多。家长可以注意以下事项：

第1招：最好以母乳哺喂婴幼儿

母亲本身也应忌食家族中已证实会造成过敏的食物。若无法哺喂母乳，可改喝豆粉制成的婴儿奶粉，或选用低过敏原的配方奶粉。

第2招：婴儿6个月后再添加辅食品

一般婴儿从第4个月开始，即可尝试辅食品。但建议担心孩子有食物过敏的家长，可以等孩子6个月后再喂食辅食品。每喂食一种新的食物，都应注意孩子有无过敏现象。

第3招：注意食品标签上的标示

看看食物中是否含有会导致孩子过敏的成分。

第4招：食用新鲜的食物

避免让小孩吃含有食品添加物的食物，尽量以新鲜食物为主。

学者认为，最好能制订规范，规定厂商将过敏原标示在产品上，以提醒消费者食物中的过敏原有哪些。此外，也希望对食品的内含物设定一个标准值，让厂商遵守。

【杀虫剂防毒看招】

杀虫剂不只杀虫，对小孩神经系统和大脑伤害更大

我们往往较关心小孩饮食中农药或毒物的残留问题，但现在却有研究指出，在一般家庭中普遍使用的杀虫剂，对我们的小孩伤害更深……

毒物真相

当我们想要保护植物种子或农作物不受虫害，会使用“农药”，当我们想除去家中的蚊子、蟑螂、蚂蚁，则使用“杀虫剂”。我们不会拿着农药或杀虫剂朝自己的小孩身上喷去，但很多家长却会直接把“防蚊液”喷或涂抹在小孩的手上、脚上。事实上，“杀虫剂”的范围很广，防蚊液也是杀虫剂的一种，当你对着孩子喷洒时，不仅杀了可能叮咬小孩的蚊虫，同时也伤害了小孩的神经及免疫系统。

认识杀虫剂

只要是以预防、驱逐或是消灭生物为目的的化学药剂，就称做杀虫剂。依照这个定义，不仅是平常朝着蟑螂、蚊子喷的喷雾罐属于杀虫剂，诸如防蚊液、除草剂、农药与除霉剂等，甚至驱虫剂、消

毒剂与宠物洗毛水也被认为是杀虫剂的一种。

杀虫剂种类繁多，包括水雾、粉状、诱饵以及各式陷阱，被普遍用来控制不需要的昆虫、啮齿动物、杂草、植物疾病与其他害虫。也就是说，杀虫剂不仅在防止疾病、维持全球食品供应中扮演重要角色，在一般住家、社区中的使用也很普遍。

杀虫剂中含有所谓的合成除虫菊酯（pyrethroids），这是一种可以杀死昆虫的化学制品，主要是由植物除虫菊（红花或白花）的花朵提炼而来，可以使昆虫迅速产生神经麻痹作用，达到人类“杀虫”的目的。

小孩对杀虫剂的接触途径

小孩在家中比在户外接触到更多杀虫剂

杀虫剂普遍使用于住家环境内外是不争的事实。为了去除害虫，人们用了大量的杀虫剂。以往，父母多半较关心小孩饮食中农药或毒物的残留问题，但现在却有研究指出，在一般家庭中普遍使用的杀虫剂反而伤害我们的小孩更深。以公元2001年来说，美国境内就使用了超过120万磅（1磅=0.453 6 kg）的杀虫剂；而2002年一年里，在美国就有近7万个孩子因在家中接触到杀虫剂而受到毒害。

婴幼儿每天都在家中爬行，东摸摸、西玩玩，不断探索，且常会把手放入嘴巴中，会随便抓东西来吃……；久而久之，“家”这一个安全的堡垒，可能在不知不觉中成为威胁小孩健康的杀手。小孩接触到杀虫剂的各种途径包括：

- 农业上

种植作物时当做杀虫剂使用，可以保护作物及种子免受虫害。

● 畜牧业

治疗家畜身上的虫、蚤、虱等。

● 居家方面

如去除家中蟑螂蚂蚁，水沟消毒，家中花圃照护，为宠物去除跳蚤，学校运动场及草坪的整理等。

当住家附近在喷洒杀虫剂时，杀虫剂可能会飘进住家内，也可能经由地下水而进入供水区，造成该区的小孩、宠物与野生植物因此直接接触到杀虫剂。之前印度曾发生一起悲惨的案例：一种名为宁丹的农药被使用在农业上，最后跟谷物一起被人吃进肚子里，造成很多人中毒。中毒的人不但发生抽搐、记忆损害、易怒等情形，甚至还出现攻击行为。

2006年8月，印度科学和环境中心公布的一项调查报告也指出，著名饮料公司可口可乐和百事可乐在印度生产销售的部分饮料含有3~5种杀虫剂成分，有可能是制造时使用了受污染的水源导致。

此外，杀虫剂也可能会经由脚或鞋子而被带进房屋内，因而沾到房屋内的地毯和其他地方，而由于杀虫剂（农药）的使用，我们食用的牛奶和肉类、谷物中也可能含有杀虫剂；长期下来，我们及小孩的身体组织便累积许多的杀虫剂。

另有研究指出，怀孕妇女的羊水可能因此而含有杀虫剂，进一步造成胎儿在子宫内经由羊水而接触到杀虫剂，甚至连未来分泌的母乳也逃不过杀虫剂的魔掌，使婴儿经由哺喂母乳而接触到杀虫剂，十分令人担忧。

杀虫剂影响儿童的途径

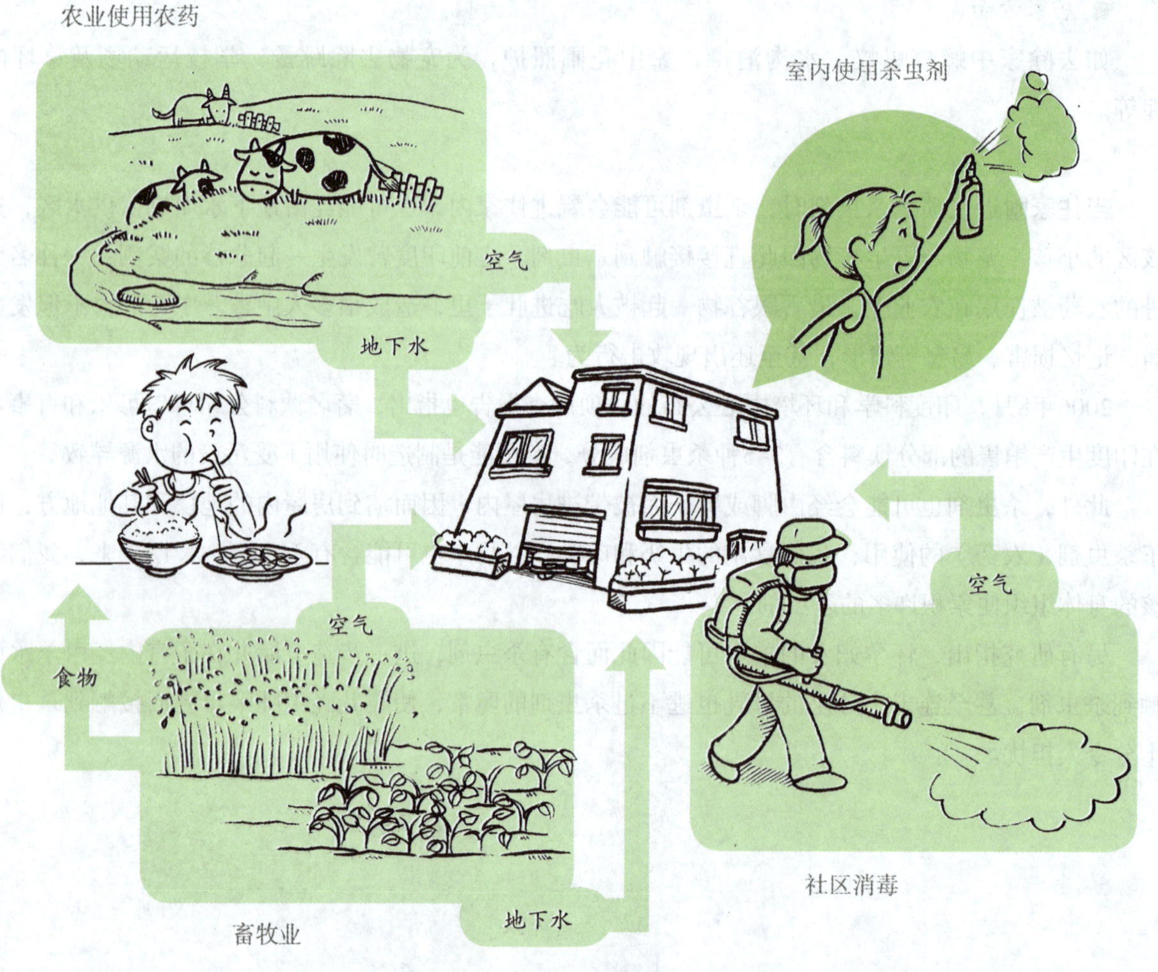

杀虫剂对小孩的危害

然而，杀虫剂毕竟是一毒性物质，既然能用来杀死不需要的昆虫、啮齿动物、杂草、植物疾病与其他害虫，对人类的健康当然会有不良影响。

杀虫剂含有强力的神经毒性，有研究指出，杀虫剂不只会杀死有害的动、植物，对人类也会造成伤害。虽然残留性小，但剂量若使用不当，将会造成神经病变以及癌症的产生，并瓦解免疫系统。据统计，全球每年约有2万人因接触高剂量的杀虫剂而致命。

家中常见的杀虫剂用品

名 称	用 途	内含化学成分	对人体的影响
樟脑丸	驱逐橱柜内会啃蚀木头或是衣料的害虫（蛾、蠹鱼）	臭樟脑 / 石脑油精、对二氯苯	1.吸入或是接触产生过敏反应 2.皮肤及眼睛感到刺痛、灼热
除霉剂	去除浴室、厨房磁砖上的霉菌	氯、对二氯苯	具有腐蚀性，误食会灼伤喉咙
家具蜡	使家具保持光洁、防水	石油醚、松香油	1.刺激眼睛、皮肤与呼吸道系统 2.误食会造成恶心呕吐
宠物除蚤项圈	防止蚤、虱寄生	芬普尼、除虫菊酯、百灭宁、烯虫酯	恶心或呕吐
防蚊液	防止蚊虫叮咬	除虫菊酯、待乙妥（DEET）	皮肤、眼睛、喉咙灼伤

成人对化学毒性的忍受能力或许较高，但是小孩比较敏感，当其吸入或接触到少量杀虫剂，就可能出现皮肤过敏、眼睛灼热刺痛或恶心等症状，对心脏、肠胃道、肾脏与呼吸系统也会造成伤害，可能会出现感冒、疟疾的症状，如头痛、虚弱、想吐、呼吸困难、抽搐、昏迷与死亡等；一旦食入，甚至可能致死。

尤其小孩正在发育，这些毒性容易对他们的神经系统和脑部造成伤害，即使是接触在普通浓度的杀虫剂中，也会影响小孩的学习、行为与成长，以致于呈现较低的认知能力与运动能力。

值得关注的是，最近有一项研究指出，接触到杀虫剂也会造成癌症、生殖障碍、荷尔蒙失调，以及免疫系统的问题。

杀虫剂相关产品这样用最安全

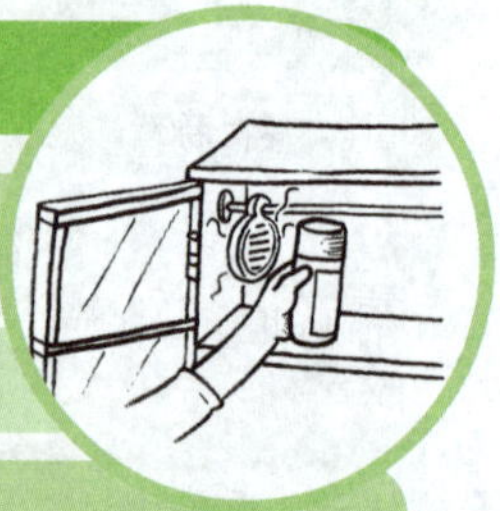

名称	建议使用方式
樟脑丸	不要放在小孩触碰得到的地方
除霉剂	使用时应戴手套
家具蜡	平时置放于小孩拿不到的地方，使用时应保持室内外空气的流通
宠物除蚤项圈	接触宠物项圈后应该立即洗手，若小孩也触摸了宠物，也要帮他洗手
防蚊液	千万不要喷在脸上，即使商品标示不伤皮肤，最好也不要喷在皮肤表面；喷在衣物上同样有效

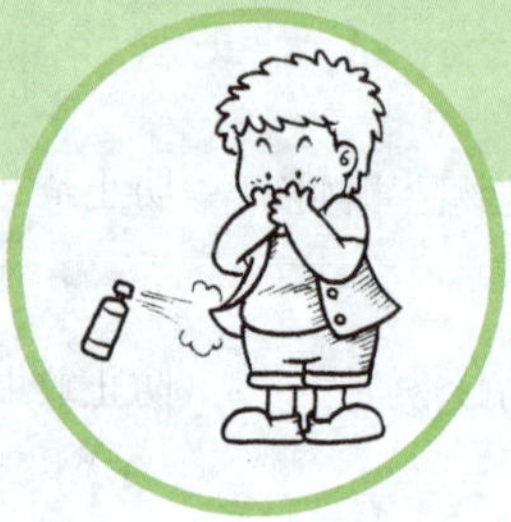

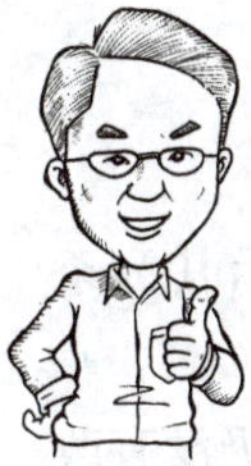

远离毒害，防毒看招

家长该如何协助小孩远离杀虫剂，为他们营造一个安全的环境呢？

第1招：学会判断杀虫剂的毒性

自行判断毒性最简单的方法，就是详读外包装标示，如果上面出现提醒（caution）、警告（warning）或是危险（danger）等字样，要特别注意。

第2招：少用为妙，用物理方式取代化学杀虫剂

尽量少用杀虫剂，而改采自然的方法去除家中的害虫，像是将家中的厨房垃圾处理好，以阻断害虫的食物来源，或是修理门窗，让害虫不会飞进家中。

第3招：就算要用，也要用得正确

家中最好不要放杀虫剂，若无法避免，家长务必把杀虫剂放在小孩无法取得的地方。当家长不得已必须使用杀虫剂时，应注意下列事项：

- 尽量使用无法在环境中传播的种类，例如诱饵或陷阱，并避免小孩误食；
- 详细阅读使用说明，包括使用目的、地区、数量、方法，以及使用后可进入该使用区域的时间；
- 在使用杀虫剂前，移开食品、盘子、玩具等物体；

- 使用时保持空气畅通；
- 不要将杀虫剂倒到另一个容器中，一定要放在原始的容器里，并清楚标示其为杀虫剂；
- 不要让杀虫剂接触到皮肤或眼睛，若不慎碰到，先用大量水冲洗，如果症状仍没有改善，务必尽快就医。

第4招：降低小孩接触到杀虫剂的风险

- 在门口放置脚踏垫，从外面进门前，先在脚踏垫上擦掉泥土，以免让残留在鞋子上的泥土上的杀虫剂进入家中。
- 将家中的灰尘用湿布擦干净，因为灰尘中可能也会有杀虫剂。
- 尽量购买有机蔬果，并依季节采买。即使蔬果已经洗过、煮过，可能还是会残余杀虫剂，因此尽量购买有机蔬果比较好。不容否认，有机食品比一般食品贵，但对小孩的健康是有益的。另外，尽量购买当季、本地的食物，也可以避免杀虫剂残留的问题。
- 与邻居、大楼管理委员会、“政府”官员、学校与企业讨论，以了解是否可减少杀虫剂在操场、草坪、路旁、学校和其他公共区域的使用。

【挥发性有机化合物防毒看招】

挥发性有机化合物隐藏过敏、癌症危机

宝宝穿上刚洗好的衣服，香香的很好闻？婴儿“嗯嗯”后臭臭的，在房间喷一点消臭芳香剂可消除令人尴尬的味道？其实，这些表面上令人“愉快”的人工香味，背后却隐藏了导致过敏、癌症的危机！

毒物真相

新闻报道，有一名30岁的女子，习惯将洗好的衣物挂在室内晾干，且从未将门窗打开，半年下来发生咳血、肺部老化等现象。环保专家在她的房间内发现了大量的挥发性有机化合物，其含量竟超过环保署公布的室内空气标准27倍。

原来洗衣精、洗洁剂中所含的界面活性剂在密闭空间内成了有毒物质，长期下来已严重伤害了她的健康！

什么是挥发性有机化合物？

挥发性有机化合物（volatile organic compounds，VOCs）是易挥发的酯类化学物质，常用做溶剂之用。其中，苯是最常在室内或室外发现的挥发性有机化合物。常见的种类包括：

- 酒精

可在消毒杀菌用的外用酒精及酒类饮料中发现；

- 甲苯

可以在油漆、喷漆、胶水与亮光漆中被发现；

- 丁烷

用在打火机与燃料中；

- 苯

用在汽油以及香烟中，也存在机动车排放的废气中；

- 四氯乙烯

干洗的化学药剂。

溶剂有很高的挥发性，表示它们在室温下可以很容易地由液体转变成气体，多数挥发性有机化合物会被微生物和阳光分解，因此无法长久地存在于环境中。但也因为其挥发的特性，所以我们无论在室内或室外，通常都可测得低量的挥发性有机化合物，包括食物及环境中的空气、水、土壤、灰尘等。

它们同时也很容易被人体吸收，当我们吸入溶剂，它们即可快速穿过我们的鼻黏膜或肺部，而进入到血液循环里；也就是说，人体可以经由呼吸及皮肤直接吸收溶剂，而不需要经过直接的接触！所以，或许孩子不会直接使用清洁用品、油漆、香水，但家长使用这些东西以致于让空气中充满溶剂，就会伤害到孩子。

哪些东西含有挥发性有机化合物?

综合来说，下列这些产品含有挥发性有机化合物。

- 居家用品：如洗洁精、柔软精、空气清洁剂、空气芳香剂；
- 文具用品：如立可白、胶水；
- 化妆品：如皮肤保养品、指甲油、香水；
- 燃料：如打火机燃料、汽油、机油、煤油；
- 装潢用品：如油漆、亮光漆、去渍油、黏胶；
- 环境污染：包括二手烟、机动车排放的废气。

哪些东西含有挥发性有机化合物？

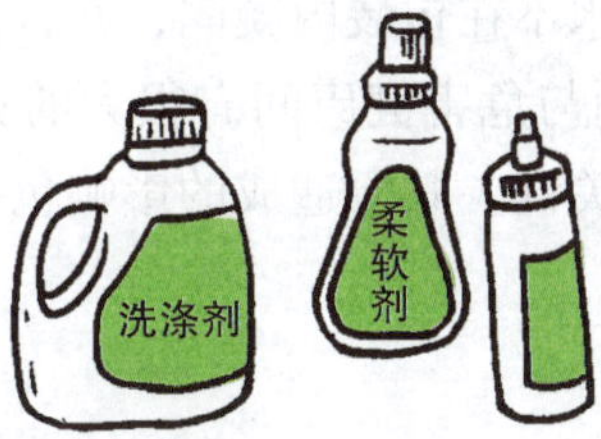

洗涤剂、柔软剂等

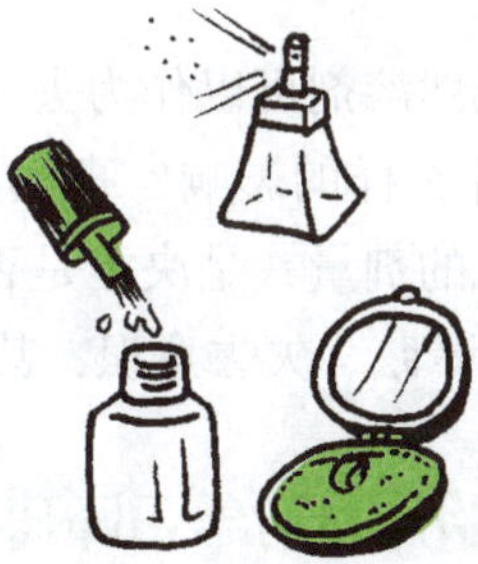

化妆品

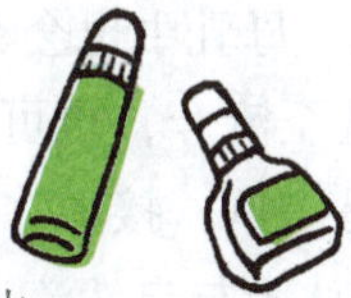

立可白及胶水

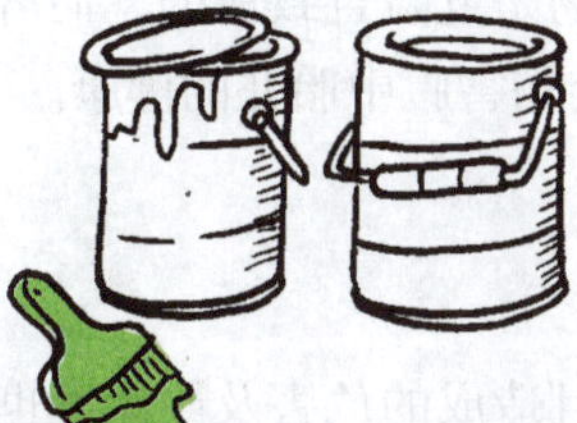

油漆、亮光漆等

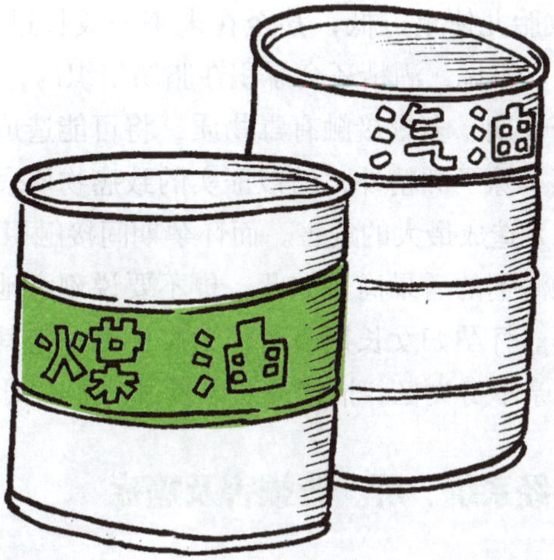

汽油、机油、煤油等

挥发性有机化合物如何影响儿童健康？

再深入想一下，既然溶剂可以作为去污之用，让胶水不在包装内凝固，并且去除墙上的油漆，那么它们对人体会造成什么样的影响？事实上，接触溶剂与危害健康间有很大的关联，接触时间的长短、接触的途径与接触的剂量，是决定是否造成危害的关键。其所造成的影响包括：吸入后立即感到喉咙与肺部不适，以及晕眩、失去意识，甚至是死亡。

1. 导致孕妇流产　胎儿日后学习障碍

成长中的胎儿是十分脆弱的，他们未成形的神经系统与发育中的脑功能，非常容易因溶剂的毒性而严重受到影响，因此，不管是那一种溶剂，皆可快速进入怀孕妇女的血液里，并轻易地穿过胎盘。

大家最熟知的是，怀孕妇女不可饮酒，因为经证实，孕妇一旦饮酒，酒精会经过胎盘被胎儿吸收，严重时导致胎儿体重过低，甚至在未来的成长过程中，可能也必须面临学习障碍与低智商等情况，而对怀孕妇女来说，酒精还会累积在脂肪组织内，也就是说，母乳中也会有酒精的存在。

怀孕妇女若长期、多量接触有毒物质，将可能造成难产，甚至流产，也可能为新生儿的未来埋下学习障碍的伏笔。除了酒精外，已被证实的致癌物质——苯也是一例：接触在苯之中将会对年幼的孩子与未出生的胎儿造成最大的危害。而怀孕期间接触甲苯，也被认为与自然流产有关。

不经意接触溶剂的后果尚且如此，更不要说刻意地吸食强力胶，或是因为职业关系，必须长期接触油漆、汽油等。怀孕妇女长期吸食强力胶、汽油与其他化合物是危险且致命的，而溶剂慢性职业性危害不仅造成母亲本身失忆、情绪改变以及肝功能的损害，也会伤害腹中胎儿的健康。

2. 导致孩童神经系统、肝、肾损害及癌症

不同的挥发性有机化合物对儿童健康会造成不同的危害，且造成的危害及严重度也随着接触程度不同而有所差异。

接触在高浓度挥发性有机化合物之下，会造成儿童眼睛和呼吸道刺激、头痛、头晕、视觉模糊和记忆力减退，这些症状通常都是短时间的，会随着接触结束而减轻症状，并没有长期效应。

但若是长期接触高浓度挥发性有机化合物，则会造成孩童神经系统、肾脏及肝脏的损害，甚至引起肺癌、肝癌甚至淋巴癌（例如苯接触）。

值得留意的是，不论在家中、学校中，甚至是百货公司、游乐场，都可能有溶剂的存在，一旦孩子接触的次数过于频繁，且接触的浓度超出正常值，将对他们的健康造成威胁。

为何儿童会接触到挥发性有机化合物？

多数人在日常生活中都会接触到低剂量的挥发性有机化合物，接触方式为吸入、摄入和皮肤接触。以成人来说通常石油或橡胶工业工作者可能会接触到相当高浓度的挥发性有机化合物，而居家则多由二手烟、黏胶及油漆的使用中接触。此外，挥发性有机化合物也会从自家车库中的机动车排气或汽油的挥发，而散布到家中。

美国环保署研究指出，室内挥发性有机化合物浓度为户外的2~5倍高。所以事实上，儿童在家中比在户外会接触到更高的挥发性有机化合物。

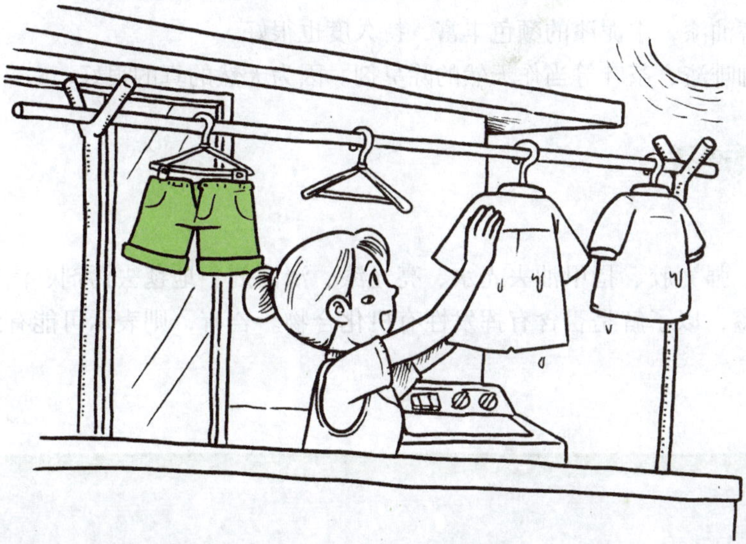

最好将衣服晾在室外，以免因室内通风不良，累积高浓度的挥发性有机化合物。

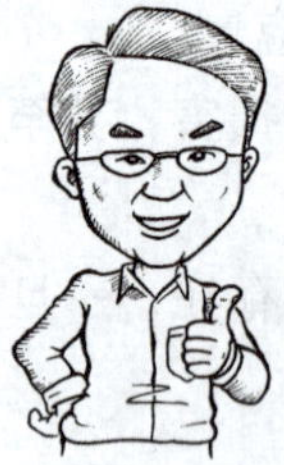

远离毒害，防毒看招

室内挥发性有机化合物浓度取决于通风程度及家中活动；你可借由以下方式降低家中儿童的接触：

第1招：减少这类产品的使用，采用替代产品

最好的方法就是不要使用，而选择毒性较少、挥发性较低的产品。例如：

- 买新房子时，尽量减少装潢，愈自然愈好。
- 使用含有茶树精油的天然去污剂代替含有溶剂的洗洁剂，不仅效果好，而且闻起来很清新，重点是价格并不会比较贵。
- 使用以柑橘为基底的清洁剂可以去除黏稠的黏性物质，且效果跟酒精一样。
- 粉刷墙壁时以水泥漆代替油漆，水泥漆的颜色丰富，持久度也很好。
- 使用凤梨皮、柑橘皮、咖啡渣、茶叶等当作天然的除臭剂。因为天然的真的很好。

第2招：正确使用这类产品

若非得使用，请注意：

- 使用前，仔细阅读油漆、强力胶、指甲油去光水、亮光漆、清洁剂、地毯去污剂、汽车清洁剂、稀释剂等用品的标签，以了解是否含有挥发性有机化合物。若有，则表示可能有致病的风险。

- 用鼻子闻一闻，如果闻起来有强烈的气味，则可能含有高浓度的挥发性有机化合物，尽量选择含量少的产品。
- 保持通风，例如最好在夏季进行粉刷、改建、地毯置换和家具整修等工程，并且打开窗户保持工作区的通风；把洗好的衣服晾在室外，晾衣的间隔不要太近。

第3招：减少会让孩子接触到挥发性有机化合物的活动

- 不要带小孩去时下流行的美甲店，避免让孩子接触指甲油等化妆品。
- 如果你是吸烟者，请到户外抽烟并且在抽烟时远离小孩，并注意你的小孩是否会吸到二手烟。
- 别让小孩靠近储存汽油的地方，尤其是密闭区；也别让小孩在你加油的时候接触到油气。
- 别让你的车在车库中空转，当车进入车库时请立即熄火。
- 避免在家中存放含高量挥发性有机化合物的产品，例如油漆、油漆清除剂、煤油等。

【塑胶防毒看招】

塑胶溶出毒物 干扰孩童内分泌!

耐摔、不易破的塑胶餐具和玩具，是家长购买给孩子时的首选。塑胶在我们的日常生活中是如此的不可或缺，我们也认为它们是安全的，但真的是这样吗?

毒物真相

现代人的生活已脱离不了塑胶。塑胶为我们带来极大的便利性，但是它却也为我们的环境和健康带来重大的负面影响。塑胶在制造或分解过程中，会产生有毒的双酚A（也称酚甲烷；bisphenol A, BPA）、戴奥辛和邻苯二甲酸盐（phthalates），我们的小孩通过呼吸、饮食，甚至是皮肤的接触，健康就会受到危害。

2006年在美国通过一项法案，规定所有以3岁儿童为对象的玩具或用品，不得含有双酚A和邻苯二甲酸盐，商家必须以其他物料来代替这些化学原料。

认识塑胶

塑胶的种类共分为7种，各有不同的特性及用途，只要查看塑胶制品的底部，就可以看到一个三角形的标志内含数字，这个数字就是塑胶材质的编号。

1 PET（polyethylene terephthalate，聚乙烯对苯二甲酸酯）

俗称“宝特瓶”。用于填装碳酸饮料、茶、果汁、饮用水、清洁剂、洗发精、食用油、化妆品等。耐热度只有70℃，建议勿长期使用。

2 HDPE（high density polyethylene，高密度聚乙烯）

用途包括奶瓶、塑胶容器、厚塑胶袋、清洁剂、洗发精、沐浴乳、食用油等。耐热120℃，是相对稳定的材质。

3 PVC（polyvinyl chloride，聚氯乙烯）

多用于非食品用途，如书包、雨伞、雨衣、浴帘、塑胶地砖等。若做成容器，则多用于填装植物油、清洁剂、糕饼盒及包装饮用水及少数塑胶杯。耐热70℃，已逐渐禁用。因材质本身含有氯元素，在制瓶、填充、回收再处理的过程中易有VCM单体释出，因此已改用其他材质代替。

4 LDPE（low density polyethylene，低密度聚乙烯）

较薄且较软的塑胶袋；还有牛奶瓶、发泡水果网、人造花等。耐热80℃。

♳5 PP（polypropylene，聚丙烯）

作为食品用途时，常见于装填豆浆、米浆、100%纯果汁、优酪乳、果汁饮料、布丁等。近年来流行的饮料连锁店，也使用PP材质的杯子。

♳6 PS（polystyrene，聚苯乙烯）

未发泡PS主要应用于玩具、文具等，也可常见制成容器填充发酵乳品（如养乐多、健健美等乳制品或乳酸产品）等。

发泡PS俗称“保丽龙”，用于包装家电等的缓冲包材，或具隔热效果的冰淇淋盒等；快餐店使用的咖啡杯、碗装泡面的碗，以及市面上用来盛装烧仙草的杯子都是。耐热90℃，不宜盛装过热的食物及饮料。

♳7 其他

包括醋酸纤维素（CA），用于汽车方向盘及聚碳酸酯（PC），例如水壶，还有牙膏管也是。

塑胶中的毒物

塑胶不是坏东西，但某些塑胶中含有3种令我们恐惧的毒物，它们是：邻苯二甲酸盐（phthalates）、戴奥辛（dioxin）和双酚A（bisphenol-A）。

1. 聚氯乙烯（PVC）释出邻苯二甲酸盐和戴奥辛

超过60%的聚氯乙烯（PVC）被用来做建筑材料，譬如乙烯基房屋板壁、管道系统、地板、屋顶膜和电缆；被用在医疗物资上，则譬如IV袋和制管材料；家用的项目则包括室内装饰品、淋浴帘、雨衣和保鲜膜；而儿童的产品譬如沐浴时的玩具、防水书和球等。

PVC是一种坚硬的塑胶，但与名为邻苯二甲酸盐的增塑剂混合，则可变得更软且有弹性。若邻苯二甲酸盐从PVC 塑胶溶出，就会造成各种健康问题。

当加工过的PVC塑胶被焚化时，会释放戴奥辛到空气中，之后沉降到地面并进入食物链和给水系统。在美国，每年有70亿磅来自家庭、医疗、建筑和废弃物排放的PVC，是造成戴奥辛释放的主要原因。由于PVC对我们的健康和环境造成广泛的伤害，一些医院现在开始选择性地使用PVC塑胶。

2. 聚碳酸酯纤维塑胶释出双酚A

双酚A是一种化学物质，被用来制造聚碳酸酯纤维塑胶，这种塑胶质地坚硬且透明，因此常用于和食品接触的包装材料中，如可回收类的饮料瓶、婴儿奶瓶、餐具（盘子、杯子等），也广泛地被应用在家庭储水箱的内里涂层和塑胶的牙齿密封胶。在欧洲每年用掉约800 000 t的酚甲烷。

儿童对塑胶中毒物的接触

儿童经由各种方式接触到邻苯二甲酸盐、戴奥辛和双酚A。

1. 邻苯二甲酸盐

首先，人们将新的PVC加热以除去气体，就会使邻苯二甲酸盐进入我们的身体。新车或新浴帘会有一种味道，就是PVC加热除气的例子。PVC建筑材料在高温中，将成为释放毒素的高风险潜在因子。

2. 戴奥辛

戴奥辛在废弃物焚化的时候沉降到地面，影响地下水和养殖业。戴奥辛和邻苯二甲酸盐是脂溶性化学物，会留在脂肪细胞里面，而不会透过肾脏或肝脏排出体外。脂肪过多的肉类，比方说吃进含有邻苯二甲酸盐和戴奥辛的鸡肉和牛肉，则肉类脂肪中的毒物，将持续累积在人的脂肪内。

3. 双酚A

有可爱卡通图案的塑胶儿童餐具以及塑胶奶瓶，是许多父母购买时的首选。然而当我们用它们来盛装热汤或泡牛奶，就会使塑胶中的双酚A溶到食物中。而婴孩也会因为啃咬塑胶玩具，接触到双酚A。

上述这些有毒化学物质会通过胎盘从母亲的子宫传到孩子身上，也会存在于母乳里。胎儿和婴孩对这些毒性化学物质的健康效应感受性特别高，母亲接触可能导致流产几率增加，父母亲要特别注意。

塑胶毒物对儿童造成的危害

1. 邻苯二甲酸盐（Phthalates）

邻苯二甲酸盐会使男性／男童血液中的雄性激素减少，而导致女性／女童胸部的提早发育。邻苯二甲酸盐也是致癌物质，且它和儿童的气喘与过敏有关，可能也会对儿童的肝脏、肾脏和心脏造成伤害。

邻苯二甲酸盐会减少孩子脑垂体和甲状腺的作用。由于甲状腺对于大脑的发展相当重要，一个进行中的研究显示，邻苯二甲酸盐可能也会造成神经和大脑发育上的问题。邻苯二甲酸盐确定会干扰男性和女性的荷尔蒙，影响生理特征。这些荷尔蒙也会影响儿童的认知（空间学习、领悟力和记忆力）以及行为（社会表现、侵略和过动）。

2. 戴奥辛（Dioxins）

戴奥辛和癌症、糖尿病、子宫内膜异位、先天缺陷、贫瘠以及免疫系统下降有关，也和甲状腺功能的作用减少有关。甲状腺素控制神经突触的发展及脑中神经元的形成。即使是母亲在怀孕时的一点甲状腺激素缺失，也会造成儿童的动作协调、平衡和其他心理肌肉运动技能上的问题，包括：空间联结、领悟力、记忆力和语言能力等。

3. 双酚A （bisphenol-A）

双酚A是一种已经被确认的环境荷尔蒙，研究显示它在低剂量即有毒性。

双酚A扰乱了正常的激素作用，改变基因，也扰乱正常的身体和行为发展。在动物研究中发现，双酚A与男女的各种生殖问题有关，包括先天缺陷、肥胖症；导致行为异常，譬如过动、冲动和侵略；大脑结构不正常；以及免疫功能下降和各种癌症（如前列腺癌与乳腺癌）。最近的研究显示，双酚A大量存在于人的尿液和血液中。令人关注的是，事实上在人类身上的严重程度，远大于动物研究中所发现的问题。

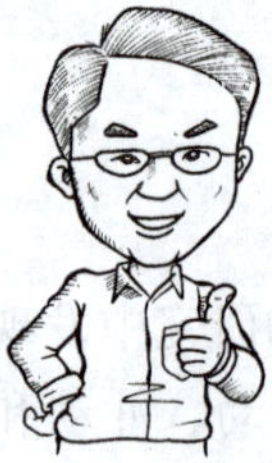

远离毒害，防毒看招

只要简单3个招数，就可以减少、甚至避免孩子对塑胶的接触。

第1招：避免使用PVC和渗出性塑胶

塑胶产品通常会在底部编号，以显示它们在制造过程中所使用的树脂类型。

- 避免使用3号（PVC）、6号（多苯乙烯）和7号（其他塑胶），这些编号的塑胶会渗出邻苯二甲酸盐或双酚A等有害的化学物质。
- 基本上，不透明的塑胶都有毒，应少用。

第2招：用较安全的塑胶代替

- 选择非PVC的保鲜膜
  可选择保鲜纸，或是合成树脂保鲜膜和合成树脂保鲜纸，避免使用含有PVC或双酚A的。
- 看清楚塑胶容器底部的编号
  第1、2、4和5号是较为安全的选择，因为多数研究显示出它们并没有渗出会致癌或干扰荷尔蒙的化学物质。
- 选择生物可分解的塑胶
  有愈来愈多的食品制造商，开始使用聚乳酸（PLA）生物可分解塑胶。现在一般家庭的使用上，生物可分解的垃圾袋和一次性的餐具是可以使用的。有些制造商会在产品上贴上“compostable”标签，以表明该产品可以迅速被生物分解。

第3招：正确使用塑胶材质

- 勿将热牛奶长时间置放于塑胶奶瓶中。
- 尽量不用塑胶制品进行微波。若要使用塑胶微波盒，勿微波太久。
- 在超市购买食品加热，记得把外层塑胶膜撕掉，以免毒物渗进食物中。
- 绝对不要把食物放在塑胶容器中加热，或是用热水、洗碗机、强效清洁剂来清洗。

第4招：使用其他材质来替代

- 玻璃、陶瓷和粗陶器是比较好的选择，它们不会渗出化学物质到食物里。而且，回收玻璃比回收塑胶更环保。
- 不锈钢容器不仅便宜，且100%可再回收利用，在烹调食物的时候不会发生化学反应。
- 用蜡纸三明治袋替代塑胶三明治袋。
- 木头的砧板比塑胶的更好，在每次使用之后可以用醋来洗砧板以杀菌。

纸尿布影响宝宝脑部发育？婴儿油不适合婴儿用？

你以为，购买温和不刺激的婴儿油是最适合用来宝贝孩子细嫩的肌肤、选用抛弃式的纸尿布就不必担心孩子得尿布疹……？

毒物真相

所有父母在小孩出生前，一定列出详细的采买清单，一一购置婴儿用品：奶瓶、安抚奶嘴、纸尿布、纱布衣、护手套、婴儿油、沐浴乳、洗发精、爽身粉，让孩子一生下来，生活用品就能一应俱全。

但日前媒体报道：数个品牌纸尿布被检验出含有多种有毒物质，其中的甲醛对婴儿的脑部发展将造成重大影响，而其他的毒素则会影响呼吸及神经系统，有些在长期接触下甚至会致癌！

? 黑心婴儿用品伤害孩子

身为父母的你，可能会小心翼翼地为孩子的饮食把关，要吃得均衡、吃得营养，婴儿的食物中，绝对不能含有对人体有害的化学物质，更不用说是有毒的物质了。因此多数的父母在购买儿童的食品时会仔细阅读产品包装上的成分及注意事项，但是购买婴儿用品时呢？当然，或许您会认为它们是安全的，否则不会被制造并贩卖到您的手中。但是您错了！

包括婴儿用品及所有的美容品，都有可能含有有毒物质。虽然美容产品公司必须自行检测产品中的成分及安全性，但是他们并没有义务向药物食品管理局登记。就算产品中掺杂有害成分，只要在包装上加注警告标签即可，有些产品中的成分甚至可不列在标签上，例如香料或是制造商认为是商业机密的成分。婴儿用品的监控如此缺乏规章，因此在婴儿用品中发现许多有害成分，就不令人感到意外了。

家长一定理所当然认为，购买温和不刺激的婴儿油最适合用来滋润宝贝孩子细嫩的肌肤，选用抛弃式的纸尿布就不必担心得尿布疹，然而揭开事实真相可能是——婴儿油可能会让孩子皮肤过敏、纸尿布可能伤害发育中孩子的脑部及神经系统、引发气喘甚至致癌；奶瓶可能会干扰荷尔蒙、影响孩子的生长发育。

怎么说呢？人体中的血脑障壁的功能之一是减少有害物质由血液传送到脑部，但是孩童的血脑障壁还未发育完全，且孩童常会把手指、脚趾、玩具等物品放入口中，由此也会由嘴巴摄入许多危害物，此外，孩童的皮肤比成年人更容易让化学物质渗透吸收，因此谨慎为儿童的健康把关是必要的。现今许多护理产品含有渗透吸收成分，更增加了皮肤对这些化学物质的吸收。

婴幼儿的接触途径

1. 聚碳酸酯塑胶奶瓶

使用聚碳酸酯塑胶做的奶瓶通常含有双酚A，这种化学物质会干扰荷尔蒙、改变基因并阻断正常的身体行为发展。我们会在后面的文章中专章讨论塑胶制品的危害。

2. 抛弃式尿布

抛弃式尿布可能含有许多有害的溶剂，例如甲苯、二甲苯、乙基苯、苯乙烯和异丙烯苯，会造成呼吸系统受损 。这些物质经过气化处理后使用在尿布中，小老鼠接触在其中会引起类似气喘的症状。许多尿布还有使用含氯漂白剂，虽然直接接触到氯并不会对幼儿造成立即的伤害，但是漂白物所释出至空气中的戴奥辛会增加致癌几率。

3. 婴儿沐浴用品

包括所有婴儿用的沐浴乳、洗发精，都含有某些化学物质，其中比较主要且会造成严重伤害的，例如椰子酰胺，是可能潜在的致癌物，黄色5号色素，会导致过敏及加剧婴幼儿过动的情形，甲醛是常见的可能致癌物，苯甲酸酯类防腐剂具有严重刺激性，会导致男婴的精子数量减少，聚乙二醇对皮肤有轻微刺激性，也可能造成肾脏损害。

4. 婴儿湿纸巾

在婴儿湿纸巾最常发现的是二苯氧基乙醇及氯化苯铵松宁，它们都具有剧毒，也含有苯甲酸酯类防腐剂，具有严重刺激性，也会影响生殖系统。其他像是柠檬酸、两性型界面活性剂、丙烯乙二醇，都会带来刺激性。

5. 婴儿爽身粉

婴儿爽身粉含有滑石，不但具有刺激性，且细微的分子极易被婴儿吸入，造成婴儿的肺部危害。维生素D_3则具有毒性，爽身粉中的芳香剂，也会刺激婴儿。

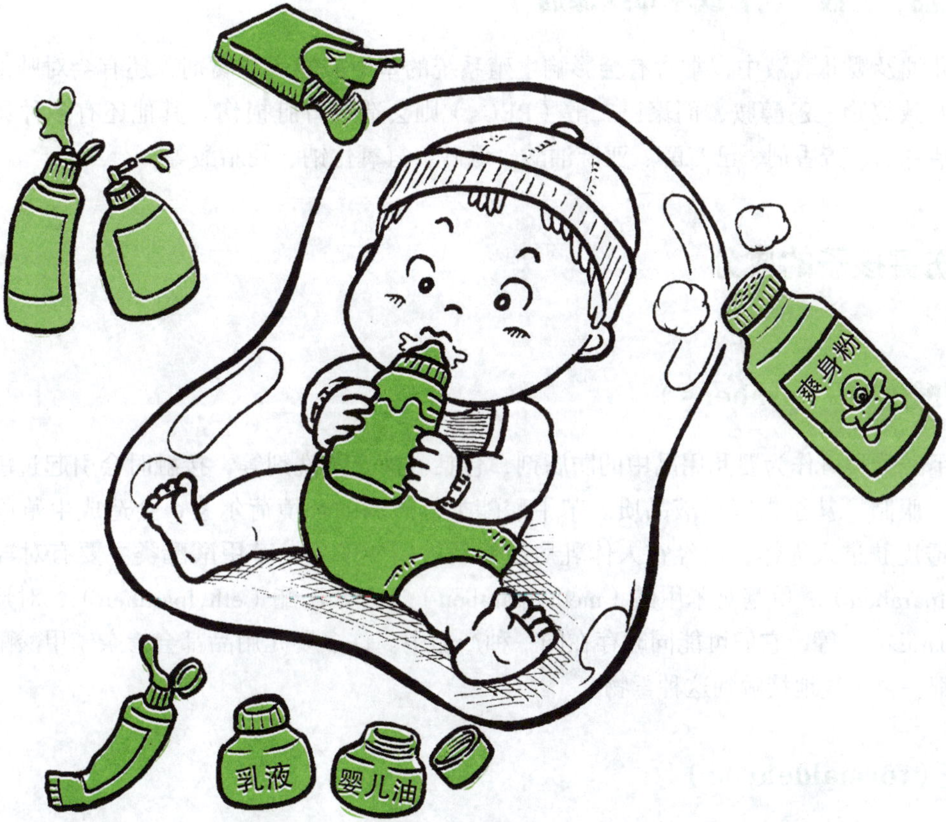

婴儿用品中常含有许多有害成分，父母应谨慎为孩子把关。

6. 婴儿油、乳液、软膏或尿布疹擦剂

婴儿油及婴儿乳液中，常含有会影响生殖系统的苯甲酸酯类防腐剂，还有会对肺部造成危害的滑石，以及致癌物三乙醇胺，而聚已二醇（PEGs）则会造成肾脏损伤。其他还有多种具有刺激性的物质，包括甘油、芳香剂、已二醇、亚麻油酸、硼砂、氢氧化钠、硬脂酸等。

伤害孩子的成分

1. 苯甲酸酯类（Parabens）

苯甲酸酯类可作为婴儿用品中的防腐剂，包括乳液、清洗剂等，接触时会引起过敏反应，也会刺激皮肤、眼睛，甚至损害精液品质。苯甲酸酯类是微弱的环境荷尔蒙，会造成生殖危害及乳腺癌，且易穿透皮肤进入人体，已经在人体乳房组织及肿瘤中发现。苯甲酸酯类主要有对羟基苯甲酸丙酯（propylparaben）、甲基对苯甲酸（methylparaben）、羟苯乙酯（ethylparaben）、对羟基苯甲酸丁酯（butylparaben）等，它们可能同时存在同一种产品中。许多婴儿用品都会掺杂苯甲酸酯，因此孩童可能每天都一再重复地接触到这种毒物。

2. 甲醛（formaldehyde）

甲醛是可能造成人类致癌的物质之一，可能造成基因损伤、突变和神经发展问题。

3. 三乙醇胺（triethanolamine）和椰子酰胺（cocamide DEA）

当三乙醇胺和椰子酰胺与亚硝酸剂（nitrosating agents）混合时可能会形成致癌物。就算没有与亚硝酸剂并存，三乙醇胺和椰子酰胺也是刺激物，三乙醇胺会引起接触性皮肤炎。三乙醇胺常被使用在

洗发精和沐浴乳中，椰子酰胺则被使用在泡泡沐浴乳中。

4. 氯化苯铵松宁（benzethonium chloride）

氯化苯铵松宁被使用在婴儿湿纸巾中，具有强烈毒性，即使微量摄入也会导致呕吐、虚弱、抽搐、昏迷或死亡。

5. 苯甲醇（benzyl alcohol）

经由皮肤吸入或摄入苯甲醇时，所显现的是微量毒性，会造成皮肤或眼睛轻微刺激，当大量接触时则会引起呕吐、腹泻、中枢神经功能退化、呼吸不顺甚至死亡。常用在婴儿乳液或是尿布疹治疗剂中。

6. 聚乙二醇（PEGs）

聚乙二醇与羊脂因具肾毒性，因此不能被使用来治疗受损的皮肤，且要注意勿让化合物中的乙烯（cthylene）氧化，因乙烯氧化后的产物可能会使血液和淋巴系统致癌，聚乙二醇常被使用在清洁产品和乳液中。

7. 异丙醇（isopropanol）

异丙醇会导致头昏眼花、丧失协调性、头痛、晕眩、恍惚及呕吐等严重危害，异丙醇在至少一种洗发精中被发现。

8. 二苯氧基乙醇（2-phenoxyethanol）

二苯氧基乙醇会造成中枢神经功能退化、恶心、呕吐，有时会腹泻、严重头痛或其他部位疼痛，常被添加在儿童的衣物毛料中。

9. 色素（colorings）

FD&C Yellow #5是一种过敏原，且会造成孩童过动，常被添加在泡泡沐浴乳或是宝宝清洁用品中。

10.亚麻油酸（linoleic acid）

亚麻油酸会引起恶心和呕吐。

11.甘油（glycerin）

甘油会引起轻微头痛、晕眩、恶心、呕吐、口渴和腹泻。

12.滑石（talc）

滑石常被添加在婴儿爽身粉当中，会对皮肤引起伤害，也会刺激眼睛和损伤肺部，可在婴儿爽身粉和尿布疹治疗剂中发现。

13.维生素D_3（cholecalciferol）

维生素D_3中毒会导致钙质大量释至血液，症状有虚弱、疲劳、嗜睡、头痛、食欲不振、口干、舌头有金属味觉、恶心、呕吐、腹部痉挛、腹泻、晕眩、耳鸣、无法控制肌肉活动、皮肤起疹、肌肉痛、骨头痛和易怒。

14.三氯沙（triclosan）

三氯沙是许多抗菌产品的成分之一，许多父母认为抗菌肥皂对小孩健康有益，但三氯沙会干扰青蛙的甲状腺荷尔蒙合成，虽然人类和青蛙构造上有很大的差异，但甲状腺荷尔蒙在人类脑部发育上扮演极重要的角色，因此强烈建议避免使用。三氯沙可在人类母乳中发现，但其剂量还不会对人体造成伤害。三氯沙会增加细菌对微生物的抵抗能力，造成细菌对医疗抗生素的抵抗力增加。

15.芳香剂

芳香剂是一些化合物的总称，制造业者使用时并不会在包装上一一列出其成分，邻苯二甲酸盐是芳香剂中常见的成分之一，被认为是疑似致癌物和荷尔蒙干扰物质。邻苯二甲酸盐是由许多不同的种类构成的，每种化学物质都有不一样的构造和特性，因此它的健康危害无法以一盖之，最常被使用在芳香剂中的邻苯二甲酸盐是邻苯二甲酸甲酯（diethyl phthalate, DEP），此成分会造成生殖危害。由于缺乏研究，即使制造商将所含的化学成分一一列出，我们还是无法得知这些成分是否安全。

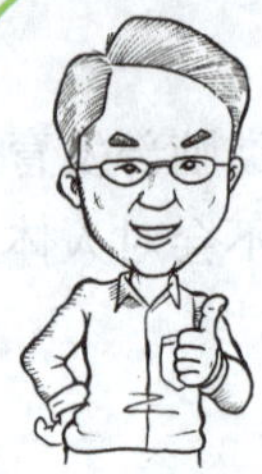

远离毒害，防毒看招

第1招：

在购买产品之前，详细阅读包装说明，避免选择含有上述成分的产品。

第2招：

购买大厂制造的产品，勿贪小便宜或购买来路不明的产品。

第3招：

使用替代品，或是使用传统婴儿照护方式。

提供家长一个安全、安心的选择

产品	替代方案
聚碳酸酯塑胶奶瓶	● 哺育母乳 ● 使用玻璃奶瓶或是聚丙烯塑胶奶瓶
抛弃式尿布	● 使用布尿布 ● 使用较少毒性物质的抛弃式尿布（最好是不含氯的）
沐浴乳、洗发精	● 使用不含有害物的洗发精，例如阿瓦隆有机物（avalon organics）
湿纸巾	● 使用毛巾或是剩下的衣物、尿布代替纸巾，并用肥皂和温水擦拭
婴儿爽身粉	● 保持小孩臀部干净、凉爽并干燥是防止尿布疹的不二法门。并不建议使用滑石粉或玉米淀粉 ● 使用矿脂类产品（petrolatum），例如凡士林（vaseline），避免小孩臀部潮湿

窗帘、电脑毒物　毒性可比多氯联苯和DDT

我们都希望能够确保家庭安全，避免火灾，因此采用阻燃材质的家具及用品，但是否需要因为如此，就让家人暴露在肿瘤和癌症的危险之下？或者让幼童承受脑功能发展失调的风险？

毒物真相

为什么“防火”会和“癌症”扯上关系？关键就在“阻燃剂”。工业上常用的阻燃剂有4类，包括氯系阻燃剂、溴系阻燃剂、磷系阻燃剂及无机阻燃剂，其中由于溴系阻燃剂阻燃效果好、用量少，也不会影响复合型材料的性能，因而广泛被使用在建筑材料、电器用品及纺织产品中。

然而，这类添加性质的阻燃剂却会挥发并释放到环境中，对生物造成巨大的影响，其毒性甚至与多氯联苯以及DDT不相上下。

认识多溴联苯醚

1. 多溴联苯醚有效预防火灾蔓延

多溴联苯醚（polybrominated diphenyl ethers, PBDEs）就是溴系阻燃剂的一种，广泛添加于建筑材料、工业用品及民生消费用品中，可以有效预防火灾的蔓延，因为它与这些产品的原料之间并不是以化学链结方式结合，因此就可能从这些产品的外壳释放到环境中。

多溴联苯醚符合可燃物质标准，被广泛运用，每年因此而拯救了数以百计的生命。

多溴联苯醚有许多不同的种类，包括：

- 五溴联苯醚

  添加于有弹性的聚氨酯泡棉，例如床垫以及保护家具的海绵。
- 八溴联苯醚

  例如ABS树脂。
- 十溴联苯醚

  添加于商业设备、汽车用品、电话、厨房用具外壳、电视、电脑、电线绝缘材料、电子连接头等。

2. 含溴数愈高毒性愈低

最近10年中，多溴联苯醚的全球产量一直都很稳定，并以含溴数较高的种类为发展趋势，所以十溴联苯醚占所有产量的七成以上。含溴数较高者，毒性较低。研究显示，五溴联苯醚即使在最低程度的接触之下，都会造成伤害，相较于八溴联苯醚，五溴联苯醚的毒性更强。

多溴联苯醚影响孩子的途径

1. 空气

孩童可能会在家中、在学校、在汽车及公车上接触到多溴联苯醚。

- 坐垫或椅垫等家具。
- 床垫、枕头、床包等寝具。
- 电视、电脑、家电等的外壳。
- 汽车、飞机、公车等交通工具。
- 地毯、布匹、窗帘等家饰织品。

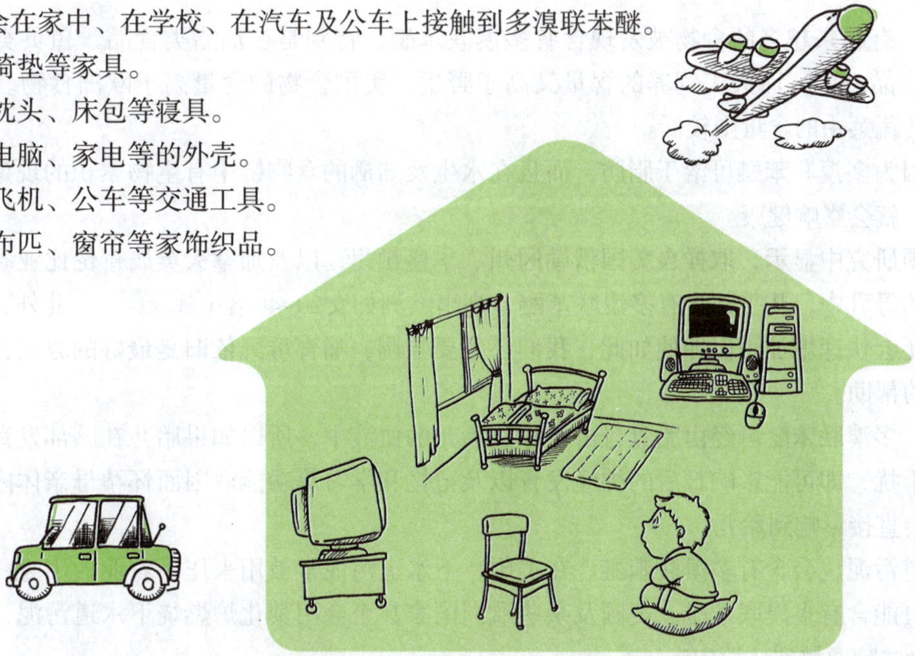

当孩童本身或其他家中成员在使用电脑或观看电视时，电脑及电视增加的温度，会使得多溴联苯醚从这些产品的外壳挥发出来；沙发坐垫若有破裂，泡棉中的多溴联苯醚也会释放出来；此外，在阳光的照射之下，高溴数的毒物会被降解成毒性更高且具生物累积性的低溴数毒物。这些进入空气中的多溴联苯醚会与灰尘结合，飘散在室内各处。

而据研究，室外的悬浮微粒也是多溴联苯醚的重要承载介质。特别是在纺织厂或泡棉工厂附近的空气，就可以检测出高浓度的多溴联苯醚。

若孩童吸入含有多溴联苯醚的空气，或在玩耍时把受到污染的物品放入口中，就会因此接触到这些危险物质。

2. 食物

同时，有越来越多的食物被发现含有多溴联苯醚，特别是在油脂类食品、鱼贝类、肉类与肉制品、蛋类食品之中，而人工饲养的含量又高于野生，美国食物的含量高于欧洲食物。在水果及叶菜类、根茎类蔬菜中的含量则较低。

这是因为多溴联苯醚可溶于脂肪，而且在水生及陆栖的食物链中有生物累积的现象。当孩童吃了这些食物，就会影响健康。

在一项研究中显示，取样自美国俄勒冈州、华盛顿州，以及加拿大英属哥伦比亚省、蒙大拿省的哺乳母亲的母乳中，几乎都含有多溴联苯醚，高出欧洲妇女20~40倍（注 1 ）。此外，这个比例在未来20年内还会快速增加。但即使如此，我们还是要强调，哺育母乳依旧是最好的方式，对婴幼儿的健康有很大的帮助。

此外，多溴联苯醚可经由胎盘自由转移到胎儿的血液中，所以如果胎儿在脑部发育时期受到多溴联苯醚的干扰，即可能影响日后的神经发育以及记忆和学习等功能。因而怀孕母亲体内的多溴联苯醚含量，也会直接影响到胎儿。

下水道污泥也会含有多溴联苯醚。在美国，下水道污泥常被用来作为农业的用途，种植出来的农作物，就可能含有多溴联苯醚。美国及某些欧洲国家甚至会用焚化炉燃烧下水道污泥，因而造成溴化戴奥辛以及呋喃逸散到环境中。

河流的沉积物也是到处存在着多溴联苯醚。台湾省“环保署”曾于2004年针对省内的72条河川污泥进行检测，发现除了八掌溪外，其他河流污泥中的多溴联苯醚含量均较省外低。

多溴联苯醚对孩子造成的危害

多溴联苯醚会对孩子造成哪些健康上的影响？从老鼠的动物实验中，可以发现一些事实：

- 出生前后接触在多溴联苯醚之中，对老鼠造成部分脑部发育问题。研究中可观察到已产生的有学习、记忆、行为等问题。
- 发育中暴露到多溴联苯醚之中，将会减少老鼠甲状腺激素的分泌。适当的甲状腺激素对于健康的脑部发育是必要的，甲状腺激素缺乏将会导致脑部及神经系统发展不全。
- 经过证实，幼鼠对于多溴联苯醚的代谢比成鼠困难，导致在关键发展期间拥有较高的多溴联苯醚浓度。
- 多溴联苯醚与实验老鼠的肝肿瘤有所关联。

另外，临床实验也指出，非何杰金氏淋巴瘤及乳腺癌，与多溴联苯醚之间有所关联。多溴联苯醚也会伤害神经行为、内分泌系统、生殖系统及免疫系统。

除此之外，多溴联苯醚的分子结构与数十年来普遍使用在电子变压器润滑剂的多氯联苯十分相似，而当科学家发现多氯联苯对人体神经发展的健康造成影响之后，已经于20世纪70年代禁用。

注： 1 在一项针对美、德两国哺喂婴儿的研究中发现，美国婴儿暴露到多溴联苯醚的量（每日355 ng/kg）比起德国婴儿（每日11 ng/kg），足足高了30倍。这要归咎于美国大量生产多溴联苯醚，仅在2001年一年的生产量就高达34 000 t，占全球总产量的一半，却无良好的控制计划，使得毒物逸散到环境中所致。

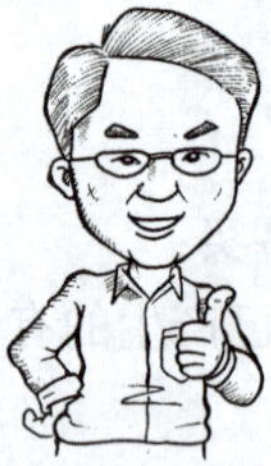

远离毒害，防毒看招

父母可以通过许多方法避免孩子暴露到多溴联苯醚之中。

第1招：尽量选择新款产品

目前许多消费产品的生产已渐渐减少多溴联苯醚含量，例如床垫与电子产品。部分国际企业如IKEA、Panasonic与Sony已有决策令其产品避免使用多溴联苯醚。然而，旧款产品依旧含有较多的多溴联苯醚。建议不要购买添加多溴联苯醚的产品，尤其是五溴联苯醚的毒性更强，旧款式的床垫含有相当多五溴联苯醚，对人体健康相当不利。

第2招：选择天然阻燃材质的制品

购买床垫或寝具时，应选择使用天然阻燃材质的制品，并且达可燃物质环保标准的产品（如羊毛制品）。

第3招：保持家中室内清洁与通风

避免空气或灰尘中多溴联苯醚的产生。拖地使用湿抹布或拖把，可以避免扬起灰尘使得多溴联苯醚散布到空气中。

第4招：减少食用含油脂类食物或含多溴联苯醚食物

油脂类食物含有较多的多溴联苯醚，应减少食用量。家庭的饮食中提供较少量的鱼、肉、蛋类，增加蔬果分量。

第5招：孕妇及哺乳中的母亲避免接触多溴联苯醚

孕妇或哺乳中的妈妈也可以借由减少自己接触多溴联苯醚的几率，来避免影响孩童。以上提及的方法都适用，可以有效避免妇女吸收多溴联苯醚。

为了自家安全着想，并协助更多的家庭避免受到多溴联苯醚的威胁，除了采取以上所建议几点避免接触的措施，更重要的是，主动敦促有关部门减低环境中多溴联苯醚含量（注2），以保护我们的健康不受威胁。通过支持生产及使用更安全的阻燃物质，例如使用氢氧化铝、聚磷酸铵或红磷等物质在家具及电子设备的生产，达到减低健康风险的目的。

注：2 美国加州州政府在2003年8月成为美国第一个宣布在2007年后禁止制造、使用PBDEs的州政府。台湾省“环保署”亦于1999年将PBDEs中的十溴二苯醚公告为第四类毒性化学物质，并于2005年9月修正十溴二苯醚的管理办法，与八溴二苯醚与五溴二苯醚并列为第一类毒性化学物质。

水中含氯 增加小孩气喘、癌症几率

在炎炎夏日，家长常会带着孩子到游泳池游泳或戏水。然而近来美国的研究却发现，看似干净无毒的水，却可能引发孩子过敏、癌症和生殖系统方面的问题。

毒物真相

比利时研究员在英国《职业与环境医学期刊》发表了一份研究报告：调查341位年龄届于10~13岁的学校孩童，有11%患有气喘，然而若只统计41位曾在2岁前学习游泳的孩童，则有23%患有气喘！

游泳池水在消毒后会产生有毒的氯胺化合物，而孩童过早接触于这样的环境，比较容易引发气喘。研究人员甚至收集了欧洲各国拥有游泳池数量的统计资料，发现单位数量的孩子拥有最多游泳池的地区，孩童气喘发病率最高。因此他们做出结论：孩童气喘流行与使用以氯消毒的室内游泳池有关。

水对孩子造成什么危害？

1. 氯胺化合物提高气喘几率

为什么游泳池水会增加孩子气喘的机会？问题出在游泳池水消毒时添加的“氯”。氯虽可杀死水中可能存在的细菌，但若氯同时与水中的有机物如汗水、尿液或口水反应，将产生有毒的氯胺化合物，包括氯胺、二氯胺和三氯化氮。

氯胺和二氯胺常存在于水池表面与溅起的水滴微粒，而三氯化胺则易积存于游泳池的空气中，且水温愈高，产生愈多。这些物质会破坏保护肺脏的细胞膜，使其变得可渗透，较易让过敏原通过，而过敏原正是引起孩子气喘发作的物质。

2. 三卤甲烷造成癌症及肝肾毒性

除了游泳池水，我们用来洗涤、饮用的自来水，同样也有因消毒副产物所引发的健康危害。自来水中三卤甲烷（trihalomethanes, THMs）占了所有消毒副产物的60%以上，是自来水中最常见的污染物。三卤甲烷包括三氯甲烷、二氯一溴甲烷、一氯二溴甲烷、三溴甲烷4种混合物，通称为总三卤甲烷（total trihalomethanes, TTHMs）。

根据EPA 的数据调查，1994~1995年间，4 500万的美国人喝了未通过安全饮用水法案（Safe Drinking Water Act，SDWA）（注）健康水质检验的饮用水。虽然美国人现在的饮用水已经比过去十年要安全，但专家认为仍有进步空间。尤其对儿童来说，由于体重比例的原因，儿童每天比大人多喝一倍的水，使儿童显得特别脆弱。

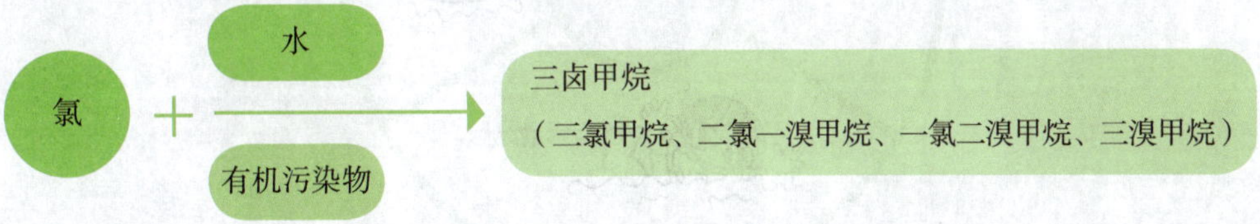

三卤甲烷对孩子的健康有什么影响呢？以氯仿来说，它的浓度与直肠癌、膀胱癌和大肠癌直线相关，而氯仿与二氯一溴甲烷，则都具有肝毒及肾毒性。另外，值得注意的是，溴的浓度是个很重要的因素，举例来说，溴化三卤甲烷对肝脏所造成的毒性比氯化三卤甲烷还要严重。长期暴露于溴化三卤甲烷中，对结肠癌和膀胱癌更具基因毒素的风险。

此外，曾有一项针对5万个婴儿死胎案例所做的研究，发现三卤甲烷会造成孕妇流产，或造成先天性畸婴、婴儿体重不足等现象，所幸它并不会经由母奶传送给婴儿。

水中化学毒物对孩子的接触途径

吸入、皮肤接触比饮用影响高

大多数的人可能会认为我们接触这些消毒副产物的途径以饮用为主，过去科学家也常忽略它们从皮肤及呼吸道进入人体的途径，但这是不正确的。因为从鼻子吸入、皮肤接触，比饮用的危险还高。

研究发现，相较于饮用，淋浴、沐浴及游泳，其实才是居家及休闲生活接触到这些毒物最重要的途径，且因为它们具有挥发性，所以淋浴又比沐浴的接触量高。

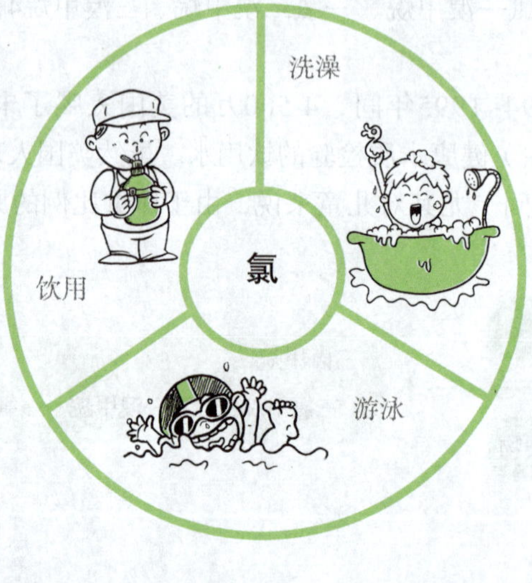

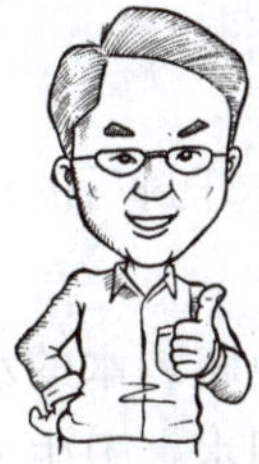

远离毒害，防毒看招

这些毒物一旦形成，即很难破坏分解，所以应该尽量避免接触到它们。我们可以从3个方面来减少它们进入孩童的体内。

一、饮用防毒

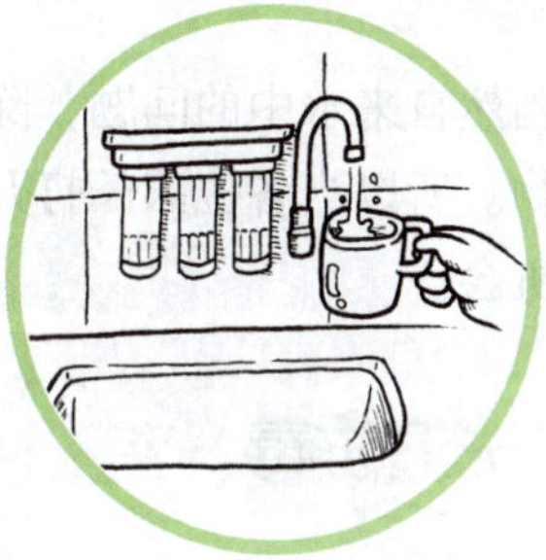

第1招：使用活性炭净水器

先进国家喝水是不煮沸的，因为加热反而会增加这些物质的化学反应，所以他们会使用净水器过滤自来水将水中的三卤甲烷去除，然后直接饮用。

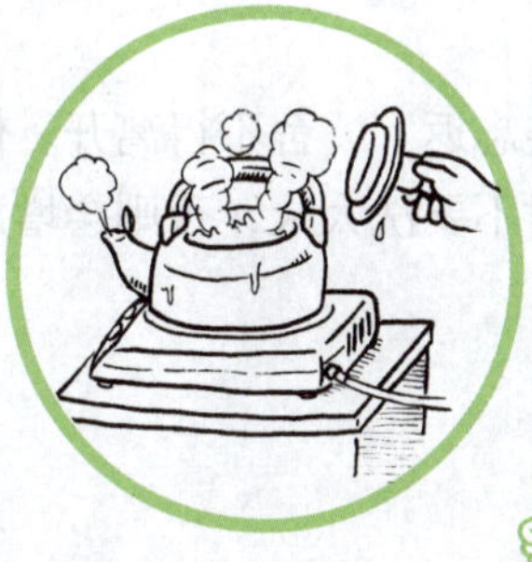

第2招：水煮沸后将盖子打开一分钟

多数人习惯将水煮沸后再喝，觉得喝“生水”心里会怪怪的，如果是这样，要饮用前将水煮沸也无妨。因为三卤甲烷是可挥发性的，因此建议煮沸开水后，将盖子打开，让这些化学物质逸散出去。

第3招：注意瓶装饮用水的品质，并适当保存

此外，有的人或许会改用瓶装水、包装水以确保饮水安全。家长在购买包装水时，应观察产品外观包装是否完整、食品标识是否清楚，若发现有悬浮微粒，不应购买或饮用。所购

得的水应放置阴凉处，避免阳光直射或放置车内，也不应长期放置或储存，以免变质。开封后的包装水则要尽快饮用，否则细菌数会增加。

值得提醒的是，市面上瓶装饮用水种类琳琅满目，其实多数是商业噱头。为了避免瓶装水的水源来自不明地区，家长们只要选择有信誉、有品牌的产品，通常就是符合检验标准的饮用水，卫生、安全、健康，所以不须花大钱去买标榜具有特别功能的水。

第4招：打开已经几个小时没开的水龙头时，请先让水流通30秒

当然自来水中的问题，除了添加氯消毒产生的有毒副产物之外，还有包括从水管来的铅及砷等金属毒物。所以当各位家长打开已经几个小时没开的水龙头时，请先让水流通30秒，以减少孩子接触到铅的机会。

二、洗澡防毒

第5招：洗澡时间勿太久

冬天时洗个热水澡，是最舒服不过了，所以很多人往往会在浴室“流连忘返”，舍不得离开。但前文提到，加热会使得水中消毒副产物更快产生化学反应，因此建议洗澡时不要洗太久，否则会增加化学毒物进入人体的量。

三、游泳防毒

第6招：选择氯含量低的游泳池

既然加氯消毒是免不了的，我们无法选择，但家长可以为孩子选择氯含量较低的。当你进入游泳

池时，若闻到很重的类似消毒水味道，代表水中可能添加了过量的氯，请不要带孩子到那里游泳。

第7招：选择通风良好的游泳池

如果可以的话，尽量带孩子到室外游泳池，因为空间的开放，会减少氯胺化合物累积的浓度。如果情况不允许，可选择室外游泳池，如在室内游泳则要特别注意该室内游泳池的通风及换气设备是否完善。

此外，天花板愈低，其三氯化氮的累积浓度愈高。

第8招：避免去人多拥挤的游泳池

泳客多的时候，相对地游泳池内卫生状况就愈差，建议此时就不要再带孩子去“凑热闹”了。

第9招：别在游泳池内待太久

当然，不要在水中待太久也是很重要的。孩子往往一玩就不想上来，家长要特别注意。

注：安全饮用水法案是在1996年8月通过的，明令要求美国环保署要管制公共饮用水源中会干扰内分泌的化学物质。

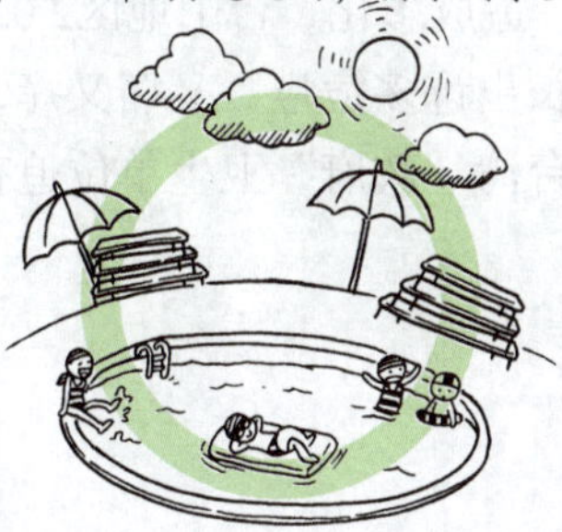

尽量选择室外、人较少的游泳池。

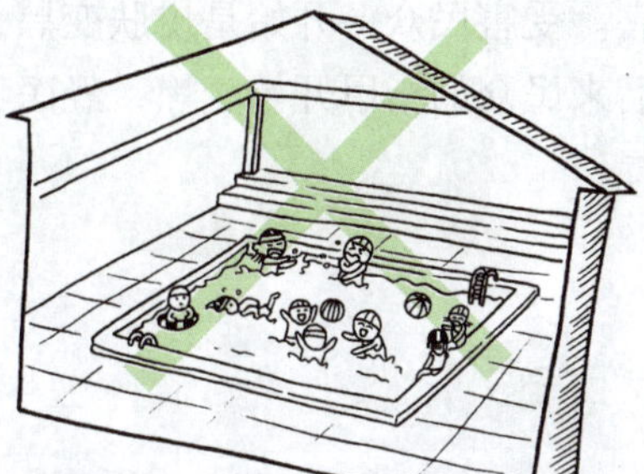

室内、人多拥挤的游泳池，氯胺化合物的累积浓度较高。

永远的祸害　难以摆脱的梦魇——多氯联苯

如果说多氯联苯是现代版的潘多拉的盒子，集一切罪恶于其中，那也不为过。即使在禁产后30年的现在，它在全球造成的危害仍然存在。

毒物真相

1979年，彰化油脂工厂在为米糠油加工除色、除臭时，使用多氯联苯作为热媒，其加热管线因为有裂缝，致使多氯联苯渗漏出来而污染了米糠油，造成彰化、台中地区2 025位食用该厂米糠油的民众受到毒害。受害民众一开始是皮肤变黑，并长出许多痘痘，又痛又痒，还会挤出有恶臭的油性分泌物。后来民众的指甲开始变黑，经医界及台湾“政府”卫生单位追查，才发现竟是多氯联苯米糠油中毒。

什么是多氯联苯？

多氯联苯（polychlorinated biphenyl，简称PCB）是人造的，也是许多联苯的含氯化合物的统称，共有209种异形体存在，为无色或淡黄色的油腻液体或固体，在常温下是比水重的液体。

多氯联苯于1881年由德国人首次合成成功，19世纪中，才由美国孟山都（Monsanto）化学公司大量生产，并广泛应用于工业上。

多氯联苯不溶于水，易溶于有机溶剂及脂肪。它的耐热性及电绝缘性能良好，化学性质也稳定，常用作加热或冷却时的热载体、电容器及变压器内的绝缘材料，也常作为涂料及溶剂使用。

在1997年之前已有超过15亿万t的多氯联苯被使用。1976年时联邦法律要求逐步淘汰多氯联苯，禁止在许多欧美国家中生产。然而，多氯联苯虽然已被禁用，但以前生产的电容器、变压器含多氯联苯的设备，并没有被全部追回，可能也没有良好的管制。

多氯联苯对小孩健康造成什么影响？

根据长期追踪多氯联苯污染案的研究，米糠油事件多氯联苯受害者在事件发生14年后，血液检查结果的多氯联苯含量仍为正常值的30倍。估计第二个14年之后，浓度还有七八倍，显见多氯联苯对人体危害的持久性。

多氯联苯对人类造成影响或危害的方式有好几种，研究指出妇女在怀孕期间若接触到多氯联苯，则小孩会有运动能力和记忆力发展迟缓的情形，另有其他研究指出妇女在怀孕期间若接触到多氯联苯，则对小孩的免疫系统会有影响。

多氯联苯是人工合成的毒性化合物，安定性高，几乎完全无法自体内排出，对免疫系统、肝脏、荷尔蒙分泌造成重大影响，而成人若在工作中接触到多氯联苯，则会有眼睛和皮肤方面及生殖能力降低、月经周期混乱的问题，且会增加得到特殊肝癌、胆管癌、肠癌、皮肤癌的几率。

小孩如何接触到多氯联苯？

多氯联苯几乎不会燃烧、不易被热分解、不易被氧化、不溶于水、不易导电、抗强酸强碱，这几个重要的特性让它得以持久地存在于世上。目前，只有一些特殊的细菌能分解它，或用800℃以上的温度才能消灭它。

多氯联苯燃烧所留下的产物为环境中的有害废弃物，多氯联苯便悠游自在地在环境中流窜，它还没有被禁用的时候，常常被排入河流和湖泊，在水中被鱼、虾、贝类摄取，便只进不出，留在脂肪组织、肝、肠、卵中，直到被大型动物吃下后，才又重新分布到该动物油脂较多的部位，且会随着空气和土壤，飘过大陆，远渡重洋，达到环游世界的目的。这也就是为何在没有工业污染的区域，其海鸟、海豹和北极熊身上，会发现有多氯联苯的累积。

而小孩吃到被多氯联苯所污染的食物，喝到被多氯联苯所污染的水或接触到被多氯联苯所污染的空气和土壤，则健康会受到影响。小孩接触到多氯联苯的途径有：

1. 食物

吃到被多氯联苯污染的鱼、肉、乳制品，因多氯联苯会积累在脂肪和脂肪组织中。

2. 空气和土壤

吸到被多氯联苯污染的空气，或居住在有倾倒核废料的地方，而接触到被多氯联苯污染的土壤。

3. 水

喝到被多氯联苯污染的水。

4. 老旧的器具与设备

废弃的电容器和变压器都含有多氯联苯，在1970年以前的冰箱、电视机和荧光灯都含有少量的多氯联苯，这些器具与设备因老旧了，所以可能会泄露出多氯联苯，而小孩会经由使用这些器具与设备而接触到多氯联苯。很多美国学校装日光灯，日光灯镇流器里的电容器以及陶制容器（如盆栽）就含有多氯联苯。即使很微量，但长期下来仍对学生的健康造成威胁。

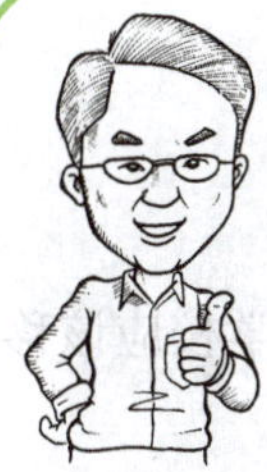

远离毒害，防毒看招

我们不可能让时间回到还没有多氯联苯的时代，也不可能消灭环境中现存的多氯联苯，只能保护小孩，降低小孩接触到多氯联苯的风险。

第1招：小心选择鱼肉

了解哪一区域与哪一种的鱼类含有较高浓度的多氯联苯，告知大家，不要食用与捕捉那一区域的鱼，或是设立安全标志，让民众知道哪一类的鱼是不能吃的。通常体型较大的鱼体内所含的多氯联苯的浓度较高，清洗鱼时，要去除头、器官、皮和油脂，含有油脂比较多的地方可用烘烤或煮汤的方式烹煮。

第2招：小心选择其他肉类

在烹调之前，去除肉的油脂，例如鸡皮。或是将含有油脂比较多的地方使用烘烤的方式烹煮。内脏（包括肝、脑、肠、生殖腺）不要食用，并一起吃下大量青菜，让纤维将油脂带走。

第3招：将水果和蔬菜冲洗干净

在洗涤水果和蔬菜时，尽量多冲洗一会儿，要将残留在上面的泥土洗干净，因土壤中可能会有多氯联苯。

第4招：更换老旧的器具与电机设备

不要让小孩在电容器、变压器、冰箱、电视机和荧光灯的废弃场附近玩耍。学校应该移除含有多氯联苯镇流器的灯管（如日光灯），更换成新式的省电照明装置。

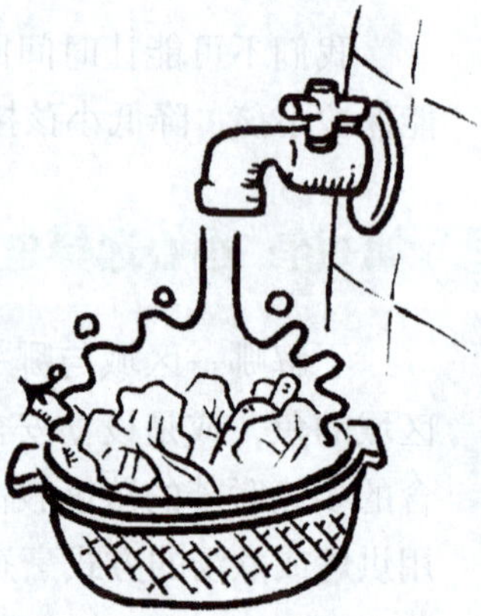

第5招：别让小孩把手放入嘴巴

不要让小孩的手随意放在嘴巴内，因为小孩可能会因玩耍、玩玩具而沾染到被多氯联苯污染的土壤。

第6招：成人在工作中的接触

双亲有在接触多氯联苯的工作场所工作时，不要将工作服穿回家，回家前要先洗澡，将留在身体外部的多氯联苯洗干净，以免让小孩接触到。

第7招：选择来源可靠的饮水

不要使用被多氯联苯污染的井水，也不要饮用被多氯联苯污染的水。

第8招：怀孕期避免接触多氯联苯

妇女在平常的生活中若接触到多氯联苯，则生完小孩哺喂母乳时，母乳中也会含有多氯联苯，因此妇女在怀孕期间，尽量不要接触到多氯联苯，以避免母乳中会有较高的多氯联苯浓度。

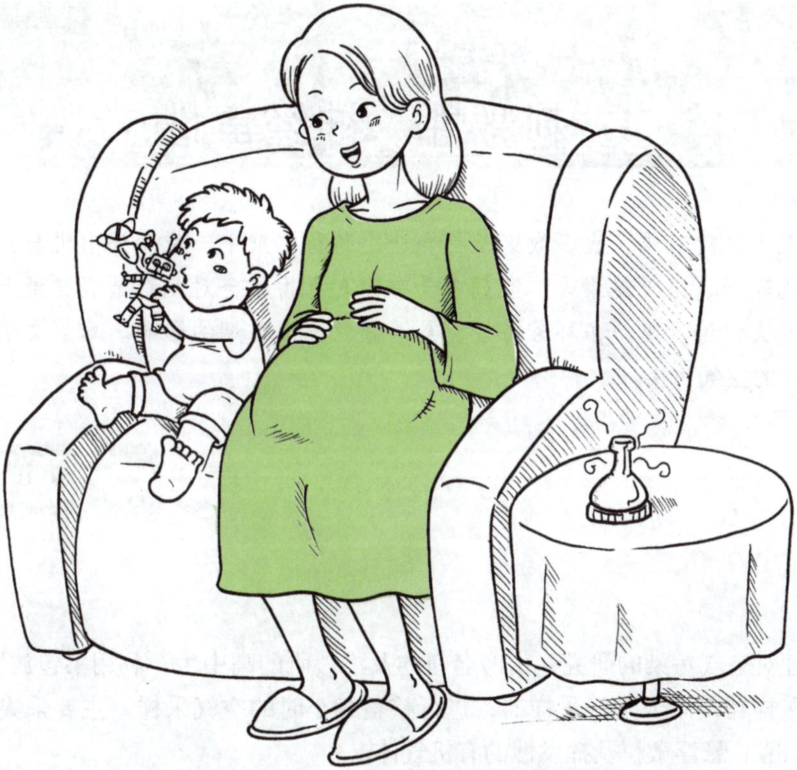

妇女在怀孕期，应更小心避免接触到多氯联苯，以免日后哺乳时将毒物传给小孩。

室内、外空气污染造成刺激性及神经毒性症状

当户外空气不好的时候，大多数家长都会让小孩留在家中、减少外出机会，然而家中的空气就一定比较好、比较健康吗？空气中含有的有毒物质会对儿童造成健康上的危害，我们将在后面专文讨论臭氧、多环芳香烃、悬浮微粒及二手烟的影响。本篇文章先带各位父母认识室内外的空气污染。

毒物真相

美国有一项针对空气污染的研究，由87名纽约及洛杉矶的高中生，利用书包放置室外空气采样器、室内空气采样器及个人空气采样器，进行整整48小时的空气采样。主要采集并研究3种不同的空气样本：乙醛、悬浮微粒及挥发性的有机气体。

研究结果指出以下特点：

- 在这两个城市中，室内的挥发性有机气体接触比室外的接触还多；
- 在所有的挥发性有机气体中，甲醛的接触量最会造成癌症的危险；
- 在室外的接触中，苯的接触最会造成致癌的危险。

空气污染的分类

空气污染不是在室外才有，事实上，室内空气也是很毒的，这也是为何在空气污染相关的研究中，不能忽略室内空气的原因。

1. 室外空气污染

室外的空气污染物质包含臭氧、总悬浮微粒（TSP）、一氧化碳、氮、二氧化硫、重金属以及其他污染物。这些污染物的主要来源是交通工具、燃煤发电厂、炼油厂、焚化炉还有工业设施所排放出来的。

室外空气污染源

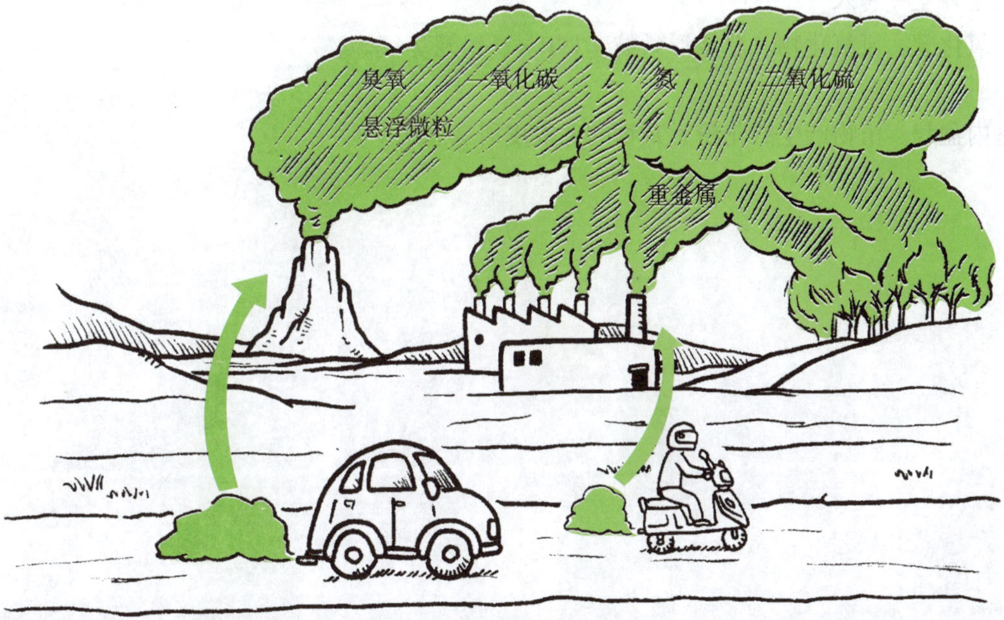

2. 室内空气污染

归纳起来，室内空气污染源包括：

- **燃烧**

  会产生一氧化碳、二氧化碳、二氧化氮、多环芳香烃（PAHs）。

- **抽烟**

  会产生一氧化碳、二氧化碳、二氧化氮、尼古丁、乙醛、丙酮与焦油等。

- **建筑与装潢材料**

  放射性氡（Rn）、甲醛与石棉纤维。

- **含挥发性有机物之用品**

  来自杀虫剂、清洁剂、发胶、油漆、立可白（修正液）。

- **污染的室外空气传入**

  含有一氧化碳、氮氧化物、总悬浮微粒（TSP）、铅及臭氧等。

- **其他**

  来自室内盆栽、植物产生的花粉、宠物的毛发皮屑等。

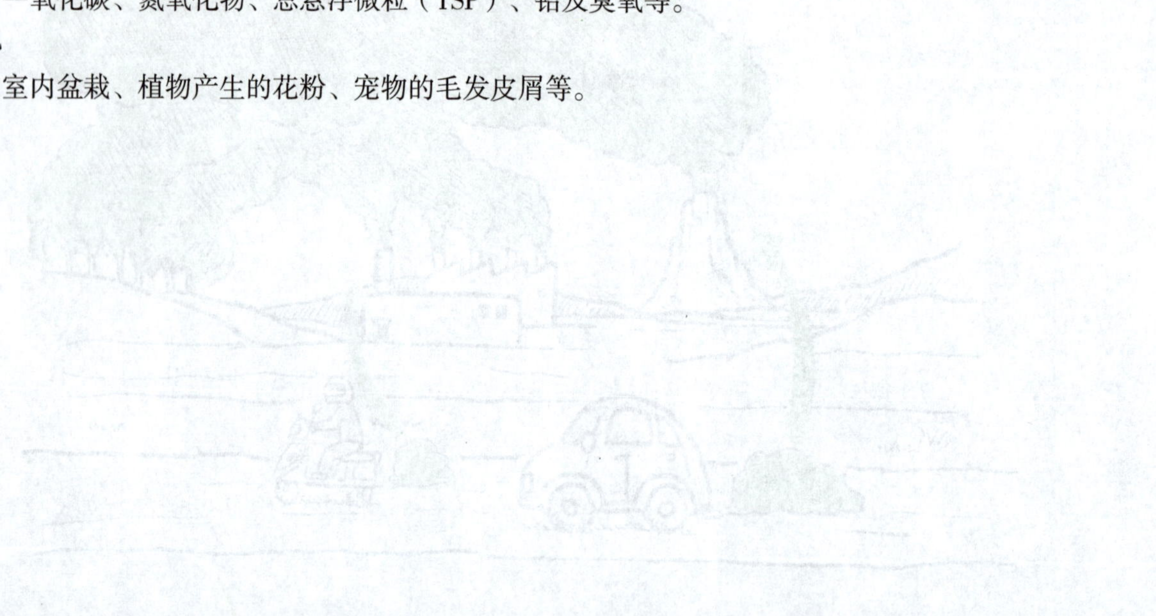

室内空气污染源

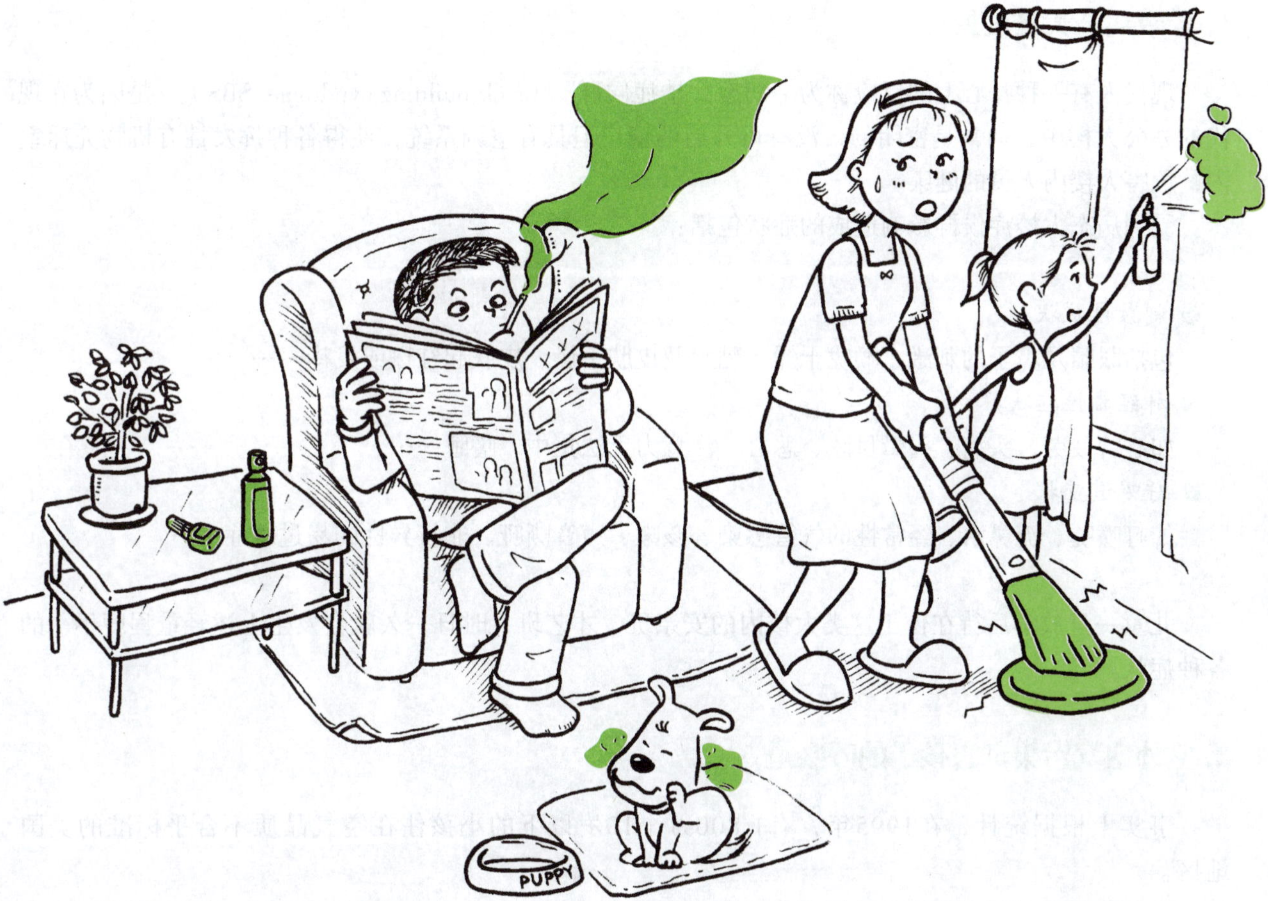

空气污染对孩子的危害

1. 导致病态大楼症候群

现代人有一种身心上的反应称为“病态大楼症候群”（sick building syndrome, SBS），是因为在现代的办公大楼中，通常是密闭的，没有可开启的窗户但具有空调系统，使得各种挥发性有机物充斥室内，危害大楼内人员的健康。

受到病态大楼症候群影响造成的症状包括：

- 刺激性症状

  包括眼睛及鼻子的刺激、喉咙干燥、黏膜及皮肤干燥、皮肤起红斑或发痒……
- 神经毒性症状

  如心智疲劳、头痛、头晕目眩、恶心、注意力无法集中、嗜睡……
- 呼吸道症状

  如打喷嚏、流鼻水、经常性的气管感染、咳嗽、声音嘶哑、非特异性的易过敏症……

儿童一旦放学后待在位于这类大楼内的安亲班、才艺班，时日一久就会发生上述轻重程度不一的各种症状。

2. 室外空气污染危害孩子的呼吸道

事实上根据统计，在1995年，有1 800万个10岁以下的小孩住在空气品质不合乎标准的美国地区。

空气污染使孩童变得脆弱，而孩童比大人吸入更多的空气，因为吸入空气跟体重还有肺部表面有关。孩童也花比较多的时间在室外，当污染指数升高而且容易传播的时候，孩童会增加呼吸的频率，更容易造成接触到空气污染的危险。空气污染会增加严重的呼吸疾病和症状的发生，像是气喘更严重、肺部功能降低等。在美国，有将近500万个未满18岁的小孩罹患常见的慢性气喘毛病。

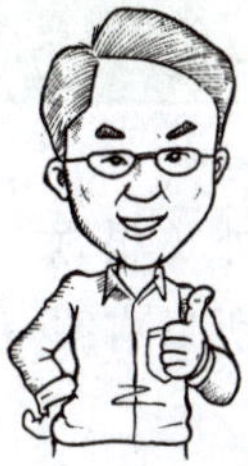

远离毒害，防毒看招

第1招：

检查住家周遭的空气污染程度。可以打电话给当地环保单位来控管当地的空气污染。

第2招：

当空气不好的时候，尽量不要让孩子外出游戏。

第3招：

对于有气喘、肺病的儿童及其他家人，必须特别予以照顾，避免他们接触到空气污染。

第4招：

如果你小孩的学校经常空气不好，必须要想办法要求学校解决，当空气污染指数高时，必须要有一个机制来警告师生，必要的时候户外活动必须减少。

【臭氧防毒看招】

臭氧杀菌　却危害呼吸道及血管系统

儿童比成人更容易受到臭氧空气污染的影响，因为儿童花比较多的时间在户外（根据美国的研究，比成人高出了50%）。从事耗费体力的活动让他们吸入更多空气，所以有更多污染物进入他们的肺部。

毒物真相

臭氧不但存在于大气环境中，也会由自体产生。一个美国与英国的研究团队发现，臭氧跟胆固醇作用后，对动脉硬化有所影响。虽然臭氧的来源是来自体内或环境依然不是很清楚，但是对于这篇研究的论点，依旧有很多地方值得讨论。

一位学者认为体内自产的臭氧是来自免疫系统的抗体及嗜中性白细胞，用以消灭细菌及真菌类。他在2003年发表一篇论文指出，这些臭氧会导致动脉硬化进而危害血管系统，也发现臭氧跟狼疮、多重硬化症及风湿性关节炎等疾病相关。在2006 年也有一篇研究中指出，臭氧跟胆固醇作用后会产生副产物——atheronal-A及atheronal-B，这两种副产物会加速单核白细胞转变成巨噬细胞，加速发炎反应，且增加血管壁的黏性，引发心脏病。

但是还是有些证据显示，在接触环境中的臭氧跟一些心血管疾病有相关性。但是胆固醇的摄取才是最重要的控制因子。诸位学者认为不论如何，有关臭氧在体内复杂作用的想法，应该要被重视而且继续研究下去。

认识臭氧及其对孩子的危害

臭氧不是一种无害的消毒除臭剂吗？不然为何有那么多臭氧杀菌洗衣机、臭氧杀菌冷气机……呢？为什么现在它却被怀疑跟心血管疾病有关系？

臭氧（O_3）是由3个氧原子组成的不稳定气体，颜色为淡蓝色，在常温（18~30℃）下会迅速分解成氧气。虽然叫“臭氧”，但它不但不臭，还有一股淡淡的清新味道。它氧化后，游离出来的氧原子具有强大的氧化力及分解力，可在瞬间完成消毒、杀菌等动作，而且不会有残留和二次污染，因此在日常生活中被应用在消毒、杀菌、除臭，甚至美容上。

臭氧在大气环境中，存在于平流层与对流层。平流层的臭氧，是好的臭氧，保护我们不受太阳紫外线的伤害，但对流层的臭氧，是由工厂或机动车排放的废气经化学变化而形成的，则会影响我们的呼吸系统，导致哮喘和支气管炎等。而此处我们探讨的，就是这些坏的臭氧。

儿童们会因臭氧影响到肺部功能，但他们不一定会像成人一样出现如咳嗽、呼吸短促等急性症状，正因儿童没有这些生理警讯，所以他们不会减少接触在臭氧环境的时间。再加上儿童的呼吸道比成人狭窄，成人因空气污染引起过敏或发炎通常很轻微，但是相同环境对应在儿童身上，可能引发严重的呼吸道阻碍。

臭氧可能会引发儿童呼吸道频繁的感染，因为他们的肺部失去自我防卫的能力，科学家认为儿童越频繁地呼吸道被感染，在成年后肺功能会比较差。

儿童对臭氧的接触

儿童比成人更容易受到臭氧空气污染的影响，因为儿童花比较多的时间在户外（根据美国的研究，比成人高出了50%）。从事耗费体力的活动让他们吸入更多空气，所以有更多污染物会进入他们的肺部。

一项加利福尼亚州的研究发现，儿童比成人多花3倍的时间做运动和各种激烈活动，但是儿童的体重比成人轻，主要器官跟污染接触的表面积也比较大，所以损害会比成人还严重。儿童运动时会以口、鼻同时呼吸，呼吸过程中鼻子丧失了过滤的功能，也因此吸入更多的污染空气。

美国肺脏协会（American Lung Association）研究发现，美国13岁以下、总计约 271万的儿童中，超过190万儿童的气喘与接触在有害的臭氧浓度有关，最新的臭氧安全浓度是0.08 mg/kg。

少数族裔的幼儿因贫穷的关系，有较高比例生活在臭氧浓度超过 0.08 mg/kg 的环境中，约61.3%的黑人、69.2%的西班牙裔以及67.7%的亚裔儿童生活在这样的环境，一般儿童平均仅有50.8%生活在高臭氧污染的环境中。

而台湾“环保署”则发现臭氧污染持续恶化，2007年5月3日还在古亭监测站测到臭氧浓度一度飙升到0.222 mg/kg，是夏季平均浓度的10倍，创下10年来的新高。

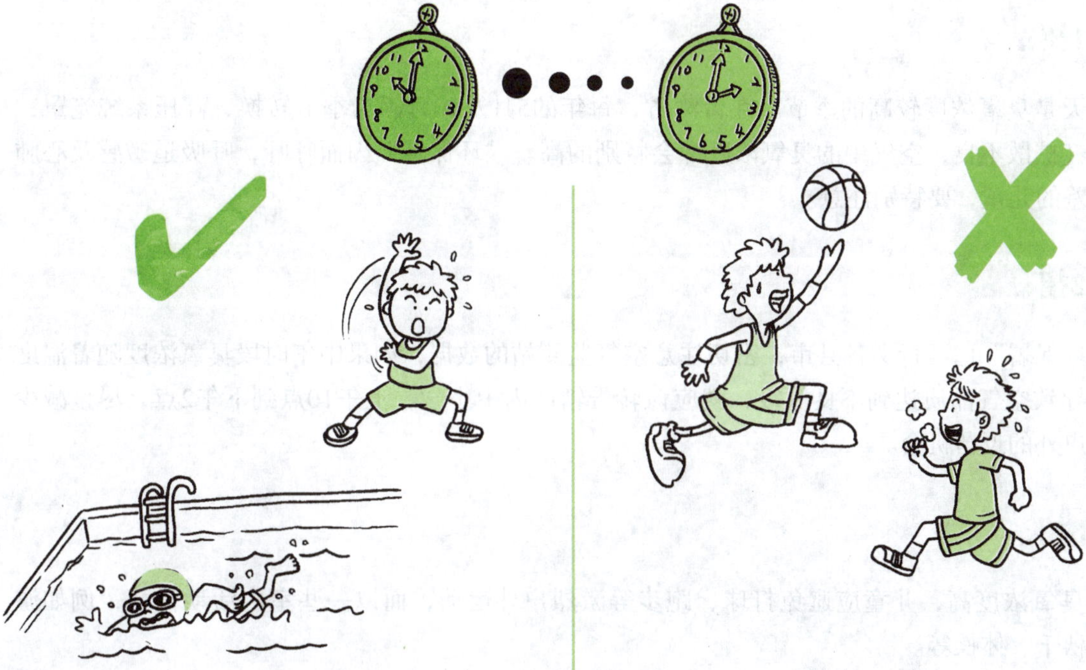

上午10点至下午2点请从事游泳、体操等室内活动。

臭氧浓度高时，儿童应避免打球、跑步等激烈户外运动。

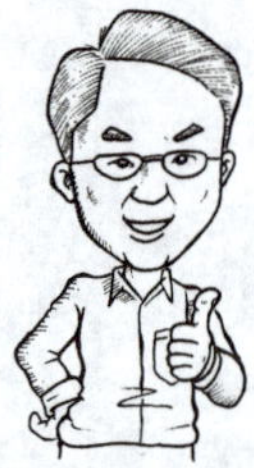

远离毒害，防毒看招

第1招：

夏天是臭氧浓度较高的季节。在台湾省，每年的5月及10月因为季节转换、高压系统笼罩，导致空气扩散不良，空气中的臭氧浓度都会特别的高。“环保署”因而呼吁，呼吸道敏感及心肺功能较差的儿童，要特别注意。

第2招：

“环保署”已经行文各县市，密切注意空气监测站的数据，如果中午时段臭氧浓度随着温度升高，导致空气品质达到不良等级，就应该转告辖区内中小学，上午10点到下午2点，尽量减少学生在户外的逗留机会。

第3招：

当臭氧浓度高，儿童应避免打球、跑步等激烈户外运动，而以一些室内活动代替，例如游泳、荡秋千、体操等。

第4招：

家长可以随时上“环保署”网站查询空气品质的状况，若臭氧浓度过高而小孩要出门时，可让他们在外出时戴上装有活性炭物质的口罩，可以有效降低臭氧的吸入。

空气品质不佳时，尽量为儿童戴上口罩。

【多环芳香烃防毒看招】

住公车站附近孩童罹癌多　多环芳香烃惹祸

许多人为活动会制造多环芳香烃（PAHs），其中又以交通工具排放废气为主要来源，其他包括烹饪、焚烧垃圾、使用燃料等，都会产生多环芳香烃，影响儿童的健康。

毒物真相

曾几何时，中秋节烤肉已成全民运动。各县市“政府”为了增添民众过节气氛，也在近一两年举办“万人烤肉”活动。然而“环保署”却紧急提出呼吁：烤肉会污染空气，还容易致癌，希望各县市“政府”不要再举办类似活动了！

据“环保署”监测发现，2006年中秋节当天午后，空气中悬浮微粒、二氧化硫、氮氧化物、一氧化碳浓度逐渐升高。到晚上11点达到最高峰，多数地区空气达不良级，且要到隔天才慢慢恢复正常。“环保署”并警告，使用木炭烤肉若燃烧不完全，会产生多环芳香烃、戴奥辛等致癌物质，危害健康！

? 什么是多环芳香烃（PAHs）？

多环芳香烃是有机物燃烧不完全后的产物，例如矿物燃料、废弃物、木头、香烟和肉类的燃烧不完全。火山爆发或森林燃烧等自然事件会释放出大量的多环芳香烃，此外，许多人为活动也会制造多

如何降低悬浮微粒对孩子造成的伤害?

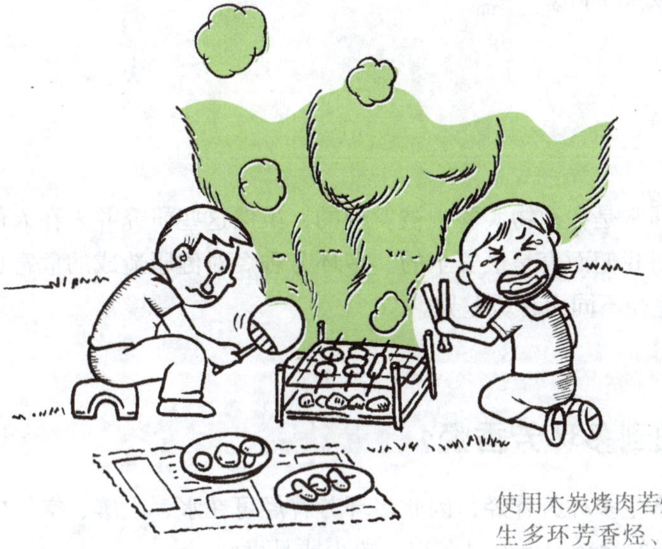

使用木炭烤肉若燃烧不完全，会产生多环芳香烃、戴奥辛等致癌物质，危害健康!

环芳香烃，例如燃烧煤炭、油、木头等。烧烤食物及抽烟也会增加环境中少量的多环芳香烃。多环芳香烃常会在药物、塑胶、染料和杀虫剂中发现，通常以混合物的方式呈现。

多环芳香烃如何影响儿童健康?

若要归纳起来，有超过100种化学物质属于多环芳香烃，但是仅有少数几种被研究过。

由于多环芳香烃包含非常多的化学物质，因此很难将其特性归类。无论是单一芳香烃或与其他种类混合的，都会引起健康危害。苯基嘌呤（benzo(a)pyrene）是被广泛研究的一种多环芳香烃，被已经被证实为致癌物，低剂量即可致癌。

多环芳香烃对健康造成的危害如：

- 致癌，会造成细胞突变。
- 造成呼吸及免疫系统功能下降。
- 引起皮肤不适。
- 造成发育的危害。
- 改变肾脏及肝脏功能。

对于多环芳香烃的危害通常是在动物实验中被发现的，虽然这些研究并未在人体中被证实，但是先假设“它对人体有危害”对我们而言是最安全的。多环芳香烃对健康造成的危害也跟其他污染物一样，会随着接触程度和接触途径不同而有所差异。

为何儿童会接触到多环芳香烃？

许多自然或人为活动会产生多环芳香烃，因此多环芳香烃可在水、土壤、空气中发现。“空气”是人类最常接触到多环芳香烃的途径，无论是蒸汽、粉尘或是微粒。

虽然多环芳香烃可借由空气长途传播，但是在多环芳香烃产生的源头处浓度还是最高的，像交通堵塞区、废弃物焚烧区、刚铺设的柏油路和居家木材燃烧地点。

居家中多环芳香烃接触源主要有二手烟、木材燃烧产生的废气以及食物烹煮。许多食物含有低浓度的多环芳香烃，当经过烧烤、烧焦或是高温处理之后就会产生大量多环芳香烃。大部分都是同时接触到多种芳香烃，较少有单一芳香烃的接触。

交通堵塞、车流量大的区域不适合儿童居住

生活在交通堵塞、车流量大的区域，儿童的健康将受到很大的影响。在2002年美国的一篇研究指出，交通堵塞造成的空气污染会造成儿童气喘及上呼吸道的感染，而上呼吸道的感染也会造成耳朵感染的并发症。研究指出高浓度的空气污染物接触情形相对地会造成中耳炎的发生率增高。

中耳炎（otitis media）通常发生在6岁以下的儿童，发作的年龄则是在6个月到3岁之间，而且大多是感冒的并发症。

美国健康照护系统（Health Care System）统计，每年为了治疗中耳炎而支出的医疗费用，高达30亿~50亿美元。因此在儿童健康保健的议题中，交通堵塞产生空气污染造成儿童中耳炎的情形是需要改变的。

台湾学界在2007年11月则有另一项调查发现，学校所在区域附近交通愈繁忙，小朋友流鼻水的次数就愈多，且情形愈严重。

要避免儿童接触过量的空气污染，以短期而言，可让小朋友在上、下学时间，戴上口罩避免吸入。长期的改善方法，则是要求有关部门建造住宅区以外的道路，改善及严格监控机动车排放废气的标准，并设法改善交通堵塞等。

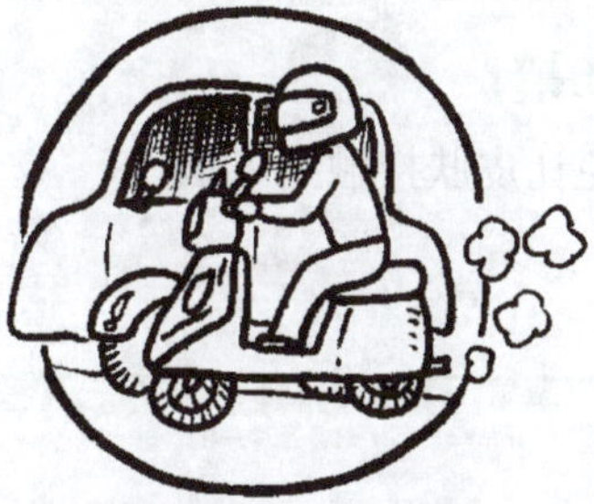

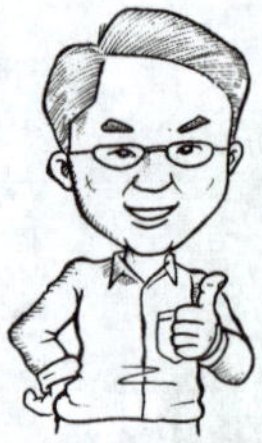

远离毒害，防毒看招

因多环芳香烃普遍存在环境当中，因此很难避免其接触，但是可借由避开某些地方或是改变居家活动来减少小孩的接触。以下是既简单又实际的方式：

第1招：

避开木材或木炭燃烧时产生的烟，无论是取暖用或是烤肉时产生的。

第2招：

避免在交通阻塞区让孩子长时间步行、骑脚踏车或搭乘摩托车，若非不得已，尽量戴上口罩，以减少孩子吸入机动车排放的废气。

第3招：

避开新铺设的柏油路或是使用沥青的空间。

第4招：

如果你是吸烟者，请到户外抽烟并且在抽烟时远离小孩，并注意你的小孩是否会吸到二手烟。

第5招：

在烹饪食物时，以慢速低温处理取代烧烤。

第6招：

避免让皮肤接触到煤烟。

透过呼吸 悬浮微粒伤害小孩的心、肺

悬浮微粒因为飘散在空气中，所以只要孩童透过呼吸，就会将有毒物质伴随悬浮微粒吸入体内，造成呼吸急促，增加心脏负荷。

毒物真相

您是否觉得，冬天天色看来常是灰蒙蒙的一片？家中的老人及幼小的孩子，每到这个时候呼吸道总是特别不舒服，常有支气管或肺部发炎等情形？是否常看到小孩在揉眼睛，或听他们抱怨眼睛痒、痛或干涩？这些症状，可能都是空气中的悬浮微粒造成的。

什么是悬浮微粒？

悬浮微粒（particular matter，简称PM）是指飘浮在空气中的微小颗粒，直径在0.001~10 μm（micrometer，μm）之间，分成自然形成及人为形成两种。自然的悬浮微粒包括火山灰、沙漠尘灰、海盐悬浮微粒；人造的悬浮微粒则来自燃烧不完全而产生的杂质灰尘、煤烟、硫酸盐（sulfate）及硝酸盐（nitrate）类。

空气中的悬浮微粒，是导致空气品质恶化的主要污染物。美国于1997年7月开始，就已制定相关的细悬浮微粒空气品质标准，欧美各国也积极进行相关的监测研究，来探讨空气中细悬浮微粒对人体健康的影响。

而台湾“环保署”也自2004年底，陆续在台湾各地，设置36个细悬浮微粒自动监测仪，并规划全面扩充至全省76个空气品质监测站网，以充分掌握细悬浮微粒的现况。

悬浮微粒的大小与对人的威胁性有直接关系。美国环境保护署将这些微粒分成两类：

- 可吸入的粗分子（inhalable coarse particle）

指直径大于2.5 μm，小于10 μm的微粒，通常存在于铁路边或充满灰尘的工作场所。

- 精细的分子（fine particle）

直径小于2.5 μm，以烟、雾的形态出现，这些微粒是由森林火灾、发电厂、工厂及汽车排放入空气中。

悬浮微粒在孩童体内的沉积

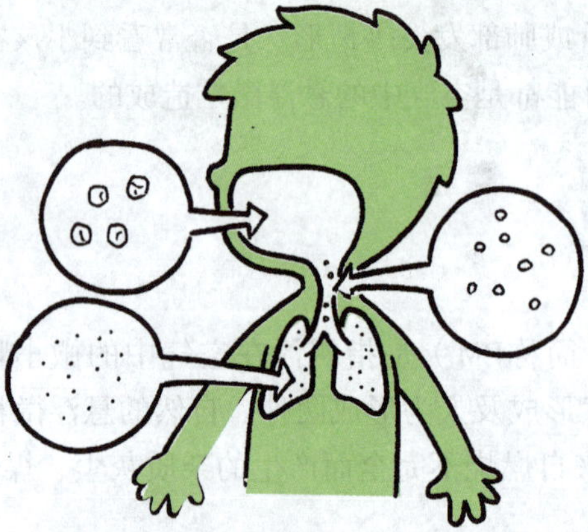

直径小于10 μm的微粒，能通过孩童的口、鼻而深入肺部，造成健康危害。

美国环境保护署指出，直径小于10 μm的微粒对人体有害，因为这样大小的微粒能通过孩童的口、鼻深入肺部，有些甚至可以进入血液中；一旦吸入，这些微粒污染还会影响他们的心脏和肺脏，甚至造成健康上的严重危害。

微粒影响孩童健康的途径

悬浮微粒因为飘浮在空气中，所以孩童只要通过呼吸，就会将这些微粒吸入体内。有一些人为引起因素，会使小孩接触到大量的悬浮微粒：

1. 二手烟

香烟燃烧后形成的烟雾含有200种以上的有害成分，其中以尼古丁、焦油及一氧化碳最为严重。当家中有人吸烟，孩童因为吸入二手烟，罹患呼吸道疾病的风险将大增。据统计，父母亲吸烟的儿童，其患咳嗽、有痰及气喘等疾病的几率比起父母未吸烟的儿童，高了1.2~1.8倍。

2. 打扫

扫除时，会扬起大片灰尘，其中就包含了大量的细小微粒。0.1~10 μm的微粒会通过呼吸道侵入人体，沉积在肺泡内，危害孩子的健康。

3. 建材石棉

石棉会逐渐老化，产生直径极小的微粒，被吸入人体之后，除了会造成“石棉肺”，还会导致其他肺癌等胸腹部疾病。

4. 饲养宠物

动物的毛、皮屑、排泄物等过敏原，会飘散在空气中，引发呼吸系统的疾病，如过敏性鼻炎，或使气喘加剧。如果污染到眼睛，会引发结膜炎。

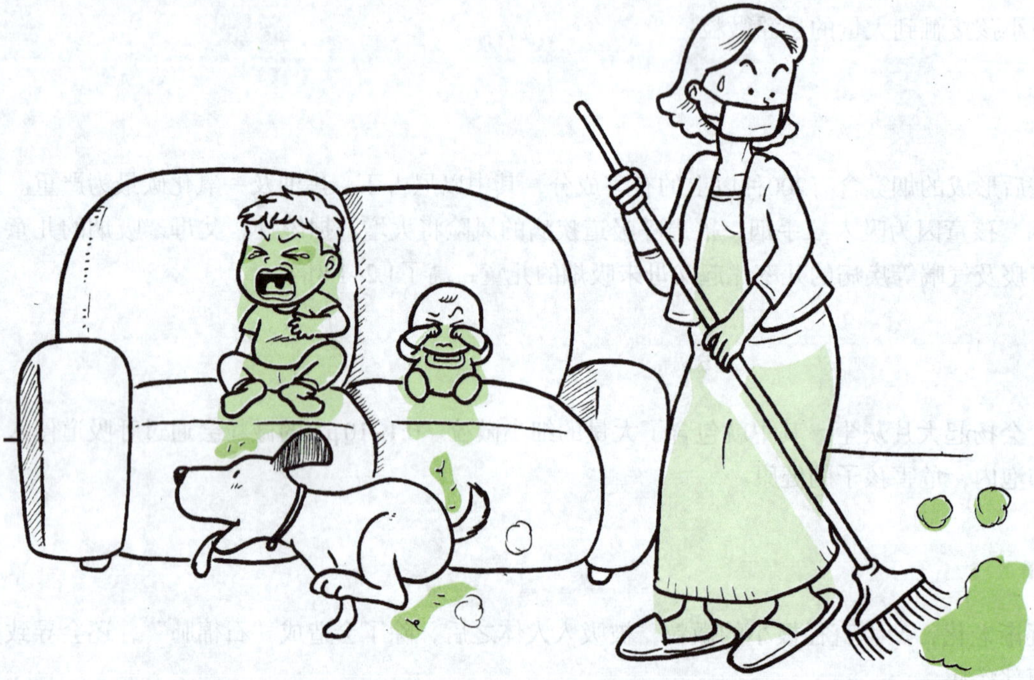

打扫时扬起的灰尘、宠物的毛发皮屑，都有大量的细小微粒，可能伤害孩子。

微粒对孩童健康的影响

吸入儿童体内的微粒，除了会减缓儿童血液中氧气和二氧化碳的交换速率，造成呼吸急促之外，还会增加心脏的工作负荷。

越精细的粉尘对人体的健康威胁愈大，许多科学研究发现，接触在微粒污染中可能造成以下的问题：

引起呼吸道的症状，如呼吸道过敏、咳嗽、呼吸困难等。

- 肺功能受损。
- 气喘加重。
- 形成慢性支气管炎。
- 心律不齐。

微粒对健康的最大影响，是一般人无法立即察觉的。长期累积在肺里，在人类不知不觉中造成呼吸系统的疾病和其他的健康伤害。

有些微粒本身就有毒性，吸入后会伤害到其他器官，如肾脏或肝脏，而经由黏膜吞入的微粒也可能伤害到肠道系统。

如何降低悬浮微粒对孩子造成的伤害?

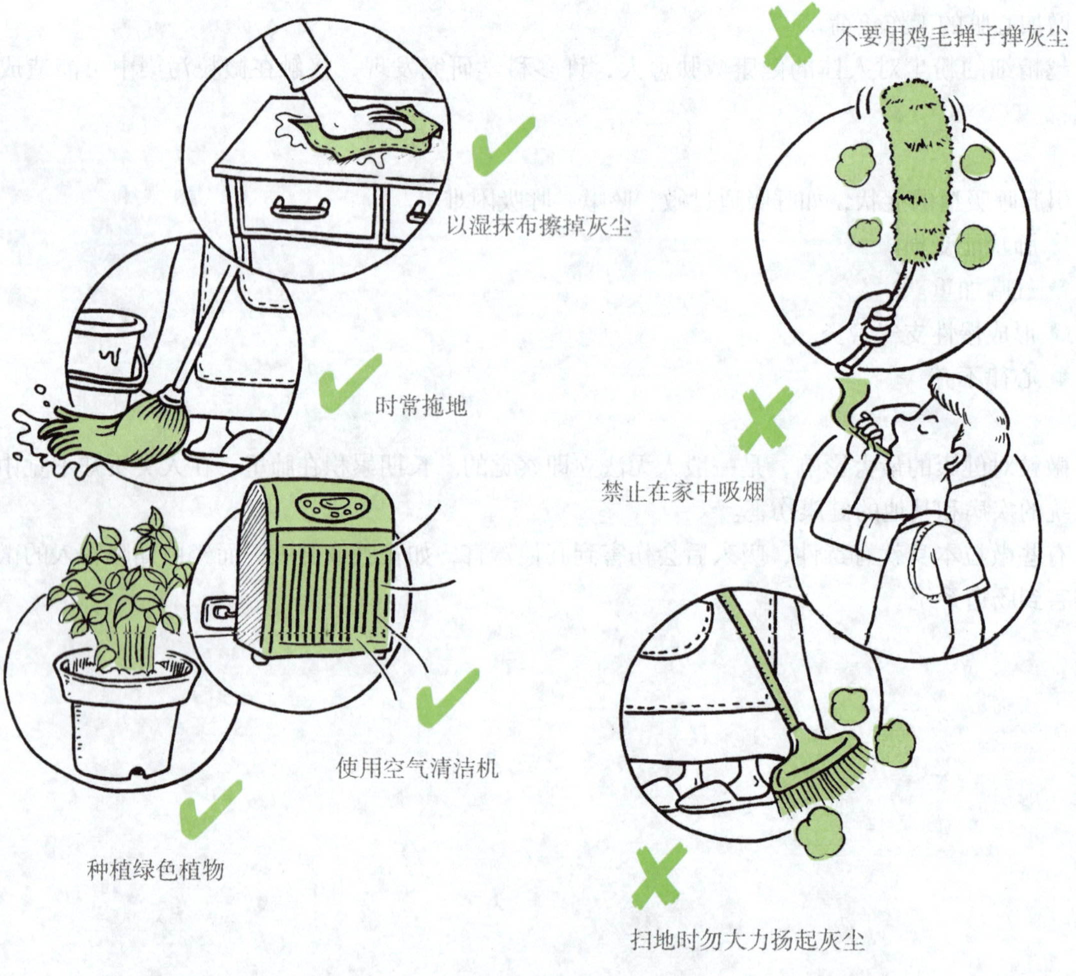

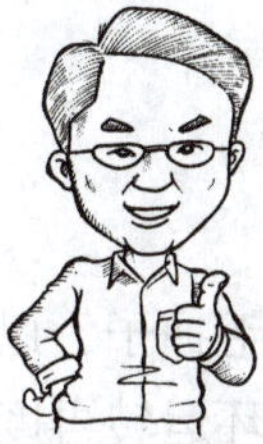

远离毒害，防毒看招

一、室外注意事项

第1招：留意空气品质

空气不好时，尽量减少外出游玩或运动。空气品质好不好，其实用“看”的方式就可以看得出来。当你发现空气中看起来灰灰的，就代表空气中的悬浮微粒含量丰富。此外，现在的气象报告都会报道空气品质，大家可以多留意。

第2招：戴口罩保护口鼻

万一须外出，可帮小孩戴上口罩，减少吸入污染空气的量。

二、室内注意事项

第3招：移除或远离污染源

禁止任何人在家中吸烟，在其他场所吸烟时远离儿童。

第4招：室内常清洁，并用正确方式打扫

室内应经常打扫，避免灰尘沉积。家具上的灰尘请用湿抹布清洁，不要用鸡毛掸子，以免灰尘飞扬。地板可以使用吸尘器打扫，但因细小的悬浮微粒会随着吸尘器的循环运转再度被排出，所以用湿拖把拖地仍是较佳的方式。另外，在打扫时应将孩子安置在其他的房间或他处，以免飞扬的灰尘进入孩子体内。

第5招：善用空气清洁机

功能良好的空气清洁机，可有效去除部分悬浮微粒，例如香烟微粒或炒菜油烟等，在某种程度上可减少悬浮微粒对儿童眼睛、鼻子的刺激，甚至对肺功能的影响。购买时请选择有品牌保证，或经由亲友使用过后介绍推荐的机种。

第6招：种植绿色盆栽

某些植物有清洁空气的效果，像黄金葛、盆菊、非洲菊、银纹竹蕉、翠玉黛粉叶等，都是不错的选择。不要选择有花粉或容易吸引蚊虫的种类。此外要注意的是，要经常擦洗植物叶片，因为叶片上面也会累积灰尘。

烟与二手烟　毒害孩子的身、心

烟真的很毒！当我们一开始点燃香烟，就会释放出4 000多种化学物质，其中有200多种会伤害健康，更有43种会致癌。不吸烟的小孩一旦吸入二手烟，将会引发呼吸道及心血管疾病等，各位家长，您能不注意吗？

毒物真相

研究发现，妇女在怀孕期间若有吸烟习惯，将大大增加自发性流产的几率，生出的幼儿发生兔唇的几率，也较非吸烟孕妇高出50%~70%。此外，还将对胎儿造成以下伤害：

- 体重将较正常胎儿低。
- 染色体异常几率大增。
- 男婴日后精子数减少 。
- 成长迟缓。
- 急性血癌风险上升。

研究更披露惊人的发现，如果父亲吸烟，幼儿血癌罹患率是一般幼儿的3.84倍，如果父母同时吸烟，则罹患率更提高到3.94倍。

烟的毒性

香烟的燃烧过程可产生两类烟流：一是“主流烟”，是经过滤嘴吸进去的烟，由于空气供应充足，燃烧完全，温度可达950℃；二是“侧流烟”，是香烟静置燃烧所产生的烟，由于燃烧不完全，温度约350℃，由于侧流烟不完全燃烧，经化学分析其所产生之有害气体及致癌物质较多。

吸二手烟跟直接吸烟一样毒

我们所说的“二手烟”是由部分主流烟加上侧流烟所组成，有毒气体比吸烟者吸入的主流烟更高，例如一氧化碳是主流烟的5倍，更容易致癌。美国癌症协会（American Cancer Society，ACS）研究指出，30%的癌症病患及癌症种类和吸烟或间接吸二手烟有关；且长期暴露在二手烟的环境下，患癌症的机会比一般人高出15%~24%。

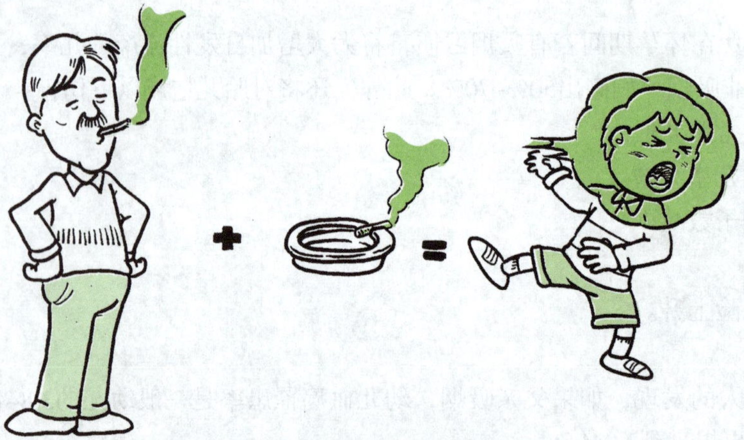

主流烟＋侧流烟＝二手烟

儿童对烟的接触途径

婴幼儿对于二手烟的接触，通常来自3方面：

1. 公共场所

例如未禁烟的餐厅、车站、卖场、路上……。

2. 私人空间

父母、亲友的二手烟。

3. 未成年吸烟

当成长到青春期，更会因为同侪的压力、对电视电影人物的错误模仿学习，变成吸烟者。

在盛行抽烟的国家，更容易造成小孩死亡。在美国，大约有1 700万个年龄介于2个月到11岁的小孩，与抽烟者一起生活，吸着他们的二手烟。

美国的环境保护署发现每年有15万~30万名年龄才18个月大的小孩，因为住在无环境烟量控管的地区，所以容易罹患支气管炎和气喘。

除此之外，未成年抽烟的小孩也有很多。每年都有将近100万个年轻人有习惯性抽烟。小孩每年因为抽烟住院治疗的病例有7 500~15 000件。

儿童对烟的接触途径

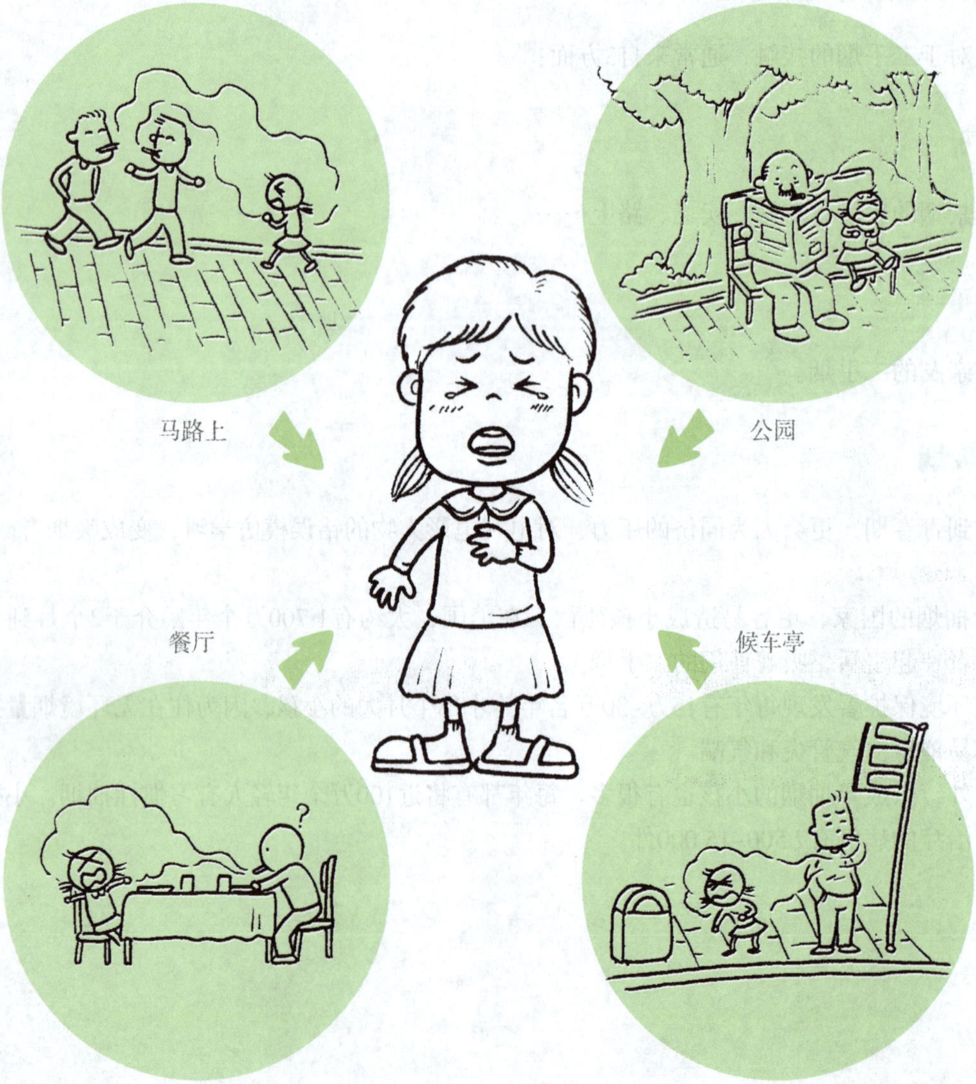

二手烟对儿童造成的危险

每年有超过250万人因烟害而死亡，世界卫生组织（World Health Organization，WHO）更发现，平均每10秒就有一人死于吸烟。

虽然多数儿童不吸烟，但却有很大的机会会吸到二手烟。二手烟会引起儿童气喘、婴儿猝死（sudden infant death syndrome，SIDS）、支气管炎、肺炎以及耳朵感染，以下是儿童暴露在二手烟环境之下的统计数据：

- 儿童气喘发作、症状加重的数目增加20万~100万。
- 15万~30万下呼吸道感染案例（18个月大以下的）。
- 呼吸道大面积感染（respiratory tract infection）引起每年7 500~15 000个住院案例。

二手烟对儿童正在发育的肺部有严重的影响，除了儿童的呼吸频率比成人高，儿童也对室内环境比较没有控制的能力，许多高度二手烟接触的儿童是来自于亲近的人，例如母亲，这样对健康的危险最大。

一般二手烟所引起的过敏反应常出现于婴幼儿。对孕妇及胎儿而言，二手烟会使孕妇发生流产及早产危险性升高。二手烟中的一氧化碳会降低血红素的携氧能力，尼古丁更使胎盘血管收缩影响血液供应，使出生胎儿平均体重约少200 g。婴儿猝死症也与母亲长期吸二手烟有关。

孩子呱呱坠地之后，尼古丁使儿童心跳加速，血压上升，一氧化碳则会减少心肌氧气供应，使儿童死于心脏血管疾病的危险性升高30%。二手烟使肺癌及乳腺癌罹患升高30%。此外，子宫颈癌、口腔癌、喉癌、食道癌、膀胱癌、肾脏癌、胰脏癌、甲状腺癌及脑部肿瘤都可能和二手烟有关。

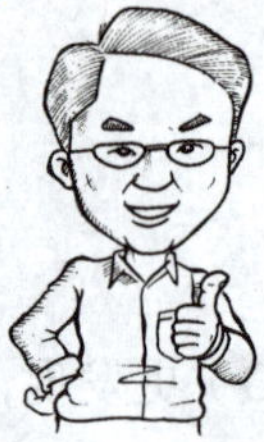

远离毒害，防毒看招

除了家人自身避免抽烟以保护自己和家中儿童之外，以下的建议可以帮助你照顾孩子的健康：

第1招：

如果有人坚持在室内抽烟，请打开门窗增加空气流通。

第2招：

将所有的烟收藏好，避免儿童拿到去偷偷抽烟。

第3招：

了解会接近你孩子的人的吸烟状况，这些人包括保姆、交通车司机、亲戚长辈、同学朋友，甚至是学校老师。

第4招：

提出呼吁，帮助其他家长、学校家长会、社区委员以及任何相关协会，让他们了解吸烟所造成的健康危害，除此之外应鼓励大家宣导反烟政策。

第5招：

避免抽烟以及吸收二手烟，尤其是在怀孕期间。

第6招：

检验你家中的氯气含量。当氯气与烟结合在一起，所造成的健康危害远比各自造成的污染危害更大。

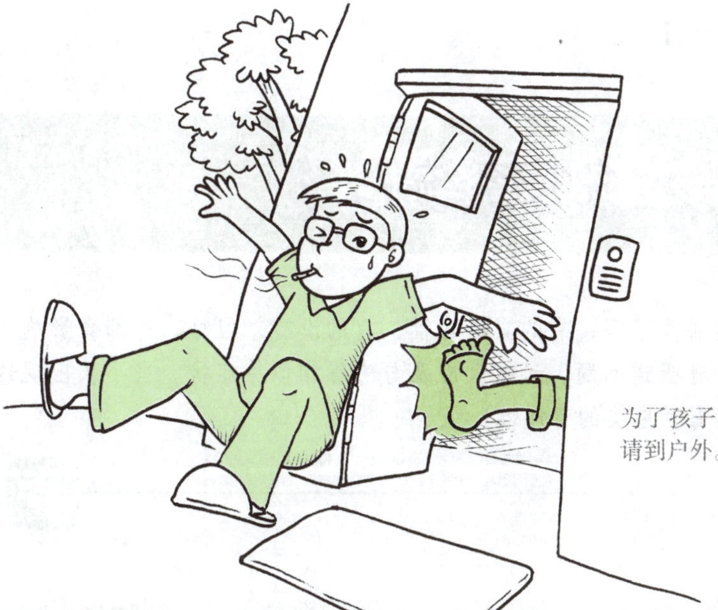

为了孩子的健康，大人抽烟时，请到户外。

推动室内公共场所全面禁烟

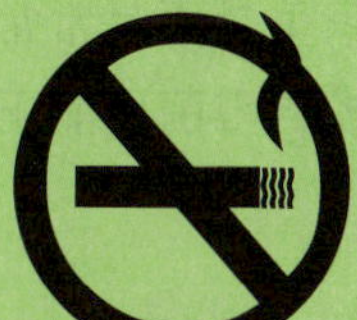

2007年6月14日，台湾省“立法院”协商争议多时的“烟害防制法”修正草案第15条条文内容，最后“立法院”达成共识，包括大多数的室内公共场所将全面禁烟，但设有独立空调及室内吸烟室的公众消费室内场所、雪茄馆、半户外开放空间餐饮场所、酒吧及视听歌唱场所，则排除在禁烟场所外。虽然已扩大了公共场所禁烟的范围，但对反烟团体来说，他们积极争取的是“室内公共场所全面禁烟”。新法在2009年元月11日正式上路，民众若受到任何烟害的委屈，可打0800-531-531（注：台湾省电话号码）烟害申诉专线。

【霉菌防毒看招】

霉菌对孩童免疫系统作怪

霉菌的种类很多，有的具有毒性，有的没有，但每一种都会影响小孩的健康，最常见的疾病是呼吸道问题、过敏反应及与感冒相似等症状。当小孩出现这类问题时，千万不要忽略了霉菌感染的可能性！

毒物真相

冬天到了，你是否开始担心家中小孩的气喘又要发作，或者又会咳嗽咳个不停？你是否觉得在潮湿的季节，小孩常看起来精神不好？或发现他们早上健健康康地去学校，可是下午回家时却总觉得不舒服？小孩是不是常出现感冒的症状，或者新发生的、甚至情况很糟糕的过敏呢？你的家里是不是常常很潮湿？有些地方是不是会闻起来有泥土味、霉味或是酒精味？小心，家中及学校的霉菌可能正在攻击你小孩的免疫系统！

? 为什么霉菌会导致问题？

霉菌无时无刻不在我们左右。根据美国疾病管制局（Centers for Disease Control, CDC）的调查，在美国不同的家庭中，可以找到超过1 000种不一样的霉菌。霉菌可以借由质量很轻的芽孢，在空气中传播很长的一段距离，也会从户外进到室内。霉菌的芽孢可以生存很长一段时间，直到环境有助于霉菌的生长为止。

当霉菌在室内环境大量生殖时，将会导致人体健康方面的危害。霉菌会在有养分的地方生长，而且在温暖、潮湿有水气（如渗水、被水损坏）的地方长得特别茂盛。不同种类的霉菌需要不同的养分及不同的潮湿程度。有一些霉菌需要少量的湿度就可生存，像是滋生在陈旧的书本中的霉菌，有些则只会在靠近水的地方生存，像是漏水的水管。

一般而言，家中的浴室、地下室、厨房，有利于霉菌生长；而浴缸、毛巾、洗衣机内槽、冷气机的滤网及出风口等处，则是霉菌的最爱；此外，壁纸、地毯、木头和天花板的瓷砖、输送管、土壤、甚至飘浮在空气中的灰尘都有霉菌生长。

对小孩造成的影响

几乎每一种霉菌都会影响到人类的健康。最常见的是由散布在空气中的芽孢及干燥的霉菌带来的健康问题，包括引起小孩呼吸道疾病、过敏反应以及与感冒相似的症状。另外较严重、但比较少见的问题，则是有一种霉菌会产生对人体具有毒性的化学化合物，包含霉菌毒素和抗生素。

1. 对免疫系统的影响

霉菌对于那些本身免疫系统较弱，以及存有呼吸问题的人有极大的影响。尤其是对婴儿、老人和怀孕妇女影响更为重大。另外长期生活在霉菌存在的环境下，也会导致霉菌对于免疫系统的影响。

2. 中毒的影响

有些种类的霉菌会产生有毒性的化学物质，像是霉菌毒素和抗生素。最为人知晓的霉菌是stachybotrys chartarum（毒性室内模子），也叫做黑霉菌，是一种黑绿色的霉菌，常常出现在严重水损的地方。黑霉菌最常出现的地方包括天花板的瓷砖、木头和干燥的墙壁。另外两种常见的有毒性的霉菌是曲霉菌和盘尼西林。

接触于有毒性的霉菌下会导致不同的症状，像疲惫、不容易专心、反胃、呼吸问题和眼睛过敏。长期接触于含有尘土的毒性霉菌中，甚至会导致更严重的有机尘土毒性综合症状（突然发高烧，类似于感冒的症状和呼吸问题）和肺血铁质沉积症（肺出血）。

小孩的免疫系统比较弱，所以比较容易受到霉菌的影响，而产生呼吸过敏或者是其他过敏性反应等问题。而且因为小孩的肺以及其他器官都还在发育的阶段，他们没有能力分辨危险，所以他们比较容易受到空气中微粒物质的影响，而且会造成永久性的伤害。更危险的是那些会对霉菌过敏，和已经存在呼吸问题的小孩。

还有一点值得提醒的是，家长要明白，不是只有毒性的霉菌会对小孩的健康以及学习能力造成伤害，其他种类的霉菌也会。

还须注意居家其他生物性因子

除了霉菌之外，家长们还要注意家中其他生物性因子，包括：尘螨、蟑螂、真菌、细菌、病毒、花粉、宠物和老鼠。它们对健康的影响包括：引起过敏性反应、传染性疾病、呼吸道不适等。

避免霉菌在家中滋生

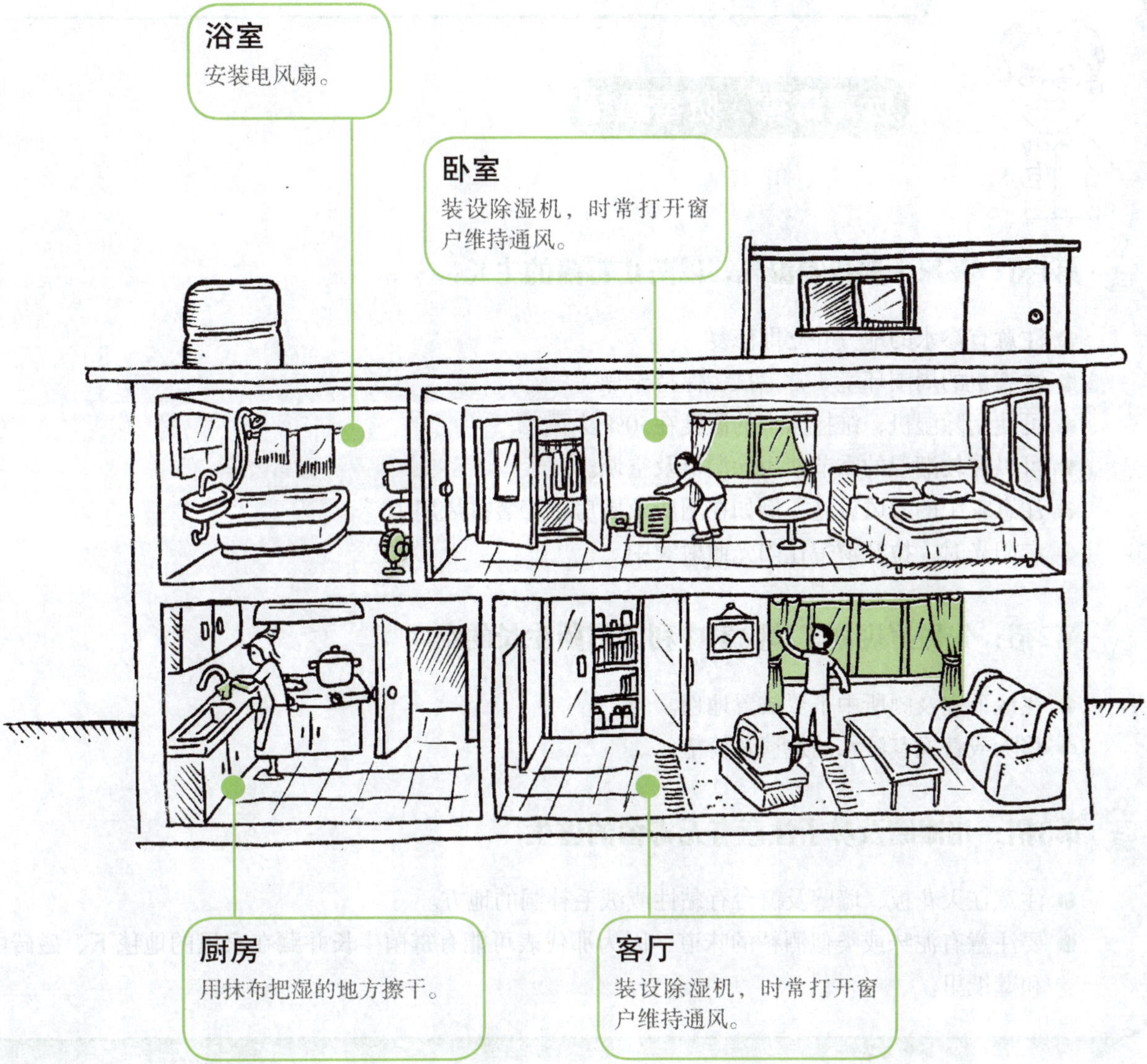
浴室
安装电风扇。
卧室
装设除湿机，时常打开窗户维持通风。
厨房
用抹布把湿的地方擦干。
客厅
装设除湿机，时常打开窗户维持通风。

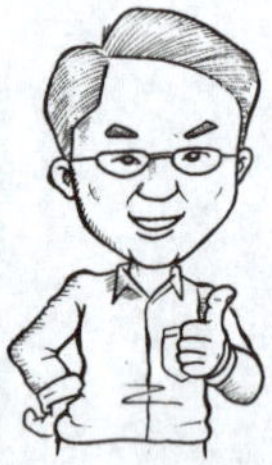

远离毒害，防毒看招

第1招：在家中要控制湿气，以防止霉菌的生长

- 注意有渗水的地方并立即修复。
- 洗衣机的周围环境要常擦拭，保持干燥。
- 可使用除湿机，维持家中的湿度在50%以下。
- 可以在较潮湿的季节使用除湿机及空调。
- 注意家中的通风设施，例如在厕所及厨房中安装排风扇。
- 有阳光时，拉开窗帘让阳光照射家中。

第2招：先做好规划，移除家中利于霉菌生长的空间

- 在地下室及厕所中不要放置地毯。
- 移除或替换有浸水的地毯及椅垫。

第3招：用眼睛及鼻子注意有无霉菌的滋生

- 注意在天花板、墙壁及窗台有黏性或绒毛补洞的地方。
- 要注意有泥味或类似酒精的味道，因为那代表可能有霉菌生长并藏在家里的地毯下、磁砖中和壁纸里。

第4招：在搬新家时，要注意自己和小孩的反应

- 如果在搬入新家后，你和你的小孩有前述的症状，请向医生或者是健康专家咨询。当然有些症状也可能是起因于霉菌以外的影响，但不论原因是什么，询问医生都是非常重要的！

第5招：不论小孩是在学校还是家中，都要有警戒心

- 小孩有多数的时间是在学校的，所以如果有霉菌的问题，小孩的健康及学习能力都会受到影响。
- 可以在学校大楼中走走，并检查有无霉菌的滋生。
- 如果你的小孩常健健康康的去学校，但回来却觉得不太舒服，需多加留意。
- 如果你觉得有任何问题，可以随时与学校有关单位洽谈。

第6招：如果家中或学校出现霉菌，应立即解决

- 不用浪费时间去检查霉菌是否有毒性，因为所有的霉菌都会对人体有害，所以必须马上去除。
- 当一发现霉菌，应立即将它擦掉，并把该处弄干。
- 如果霉菌的问题很严重，可以雇用专业人员来清除，因为不当的清理将会导致之前环境中没有的微粒或有毒性的物质释放到空气中。
- 使用空调系统，滤网应常擦拭、清洗或更换。当夏天第一次开启冷气机时，细菌浓度是最高的，因此请将门窗打开20分钟，或者先带小孩离开一阵子再回来。

【紫外线防毒看招】

阴天不防晒 紫外线照样穿透孩子！

紫外线令人变老、变丑，所以大多数成人，尤其是女人，都知道要防晒。然而，抵挡紫外线不是女人的专利，婴幼儿稚嫩的皮肤，禁不起阳光的折磨，更有防晒的必要；现在必须特别注意的是，即使是阴天，紫外线仍持续地在伤害我们及孩子！

毒物真相

现代人多半知道紫外线会对皮肤造成很大的伤害，也懂得夏天在太阳底下防晒的重要性。所以一般来说，家长若要带孩子到郊外去，如果可以，通常会选择阳光不是那么强烈的天气，因为又是防晒乳，又是帽子、长袖、太阳眼镜的，准备起来总是很麻烦，阴天出门，这些手续都可以省了。

然而这却是不正确的！因为即使是阴天，紫外线仍然持续穿透我们的皮肤，尤其是小孩稚嫩的皮肤，更禁不起紫外线的荼毒！

紫外线对孩子有何伤害？

阳光对身体有益，但是若长期曝晒于紫外线下，不仅使肌肤失去弹性、产生黑色素，情况严重时，甚至会导致皮肤癌，因此，在炎炎夏日里进行户外活动时，可别忘了防晒的工作。

紫外线对皮肤的伤害

紫外线A
波段较长，是造成皮肤老化、变黑的主因，有时还会晒伤。它影响较深层的细胞组织，可能导致皮肤癌。

紫外线B
波段较短，会导致皮肤晒伤、过早老化及皱纹。它是鳞状细胞癌和基底细胞癌的最大元凶，也是导致恶性黑色瘤的主要原因。

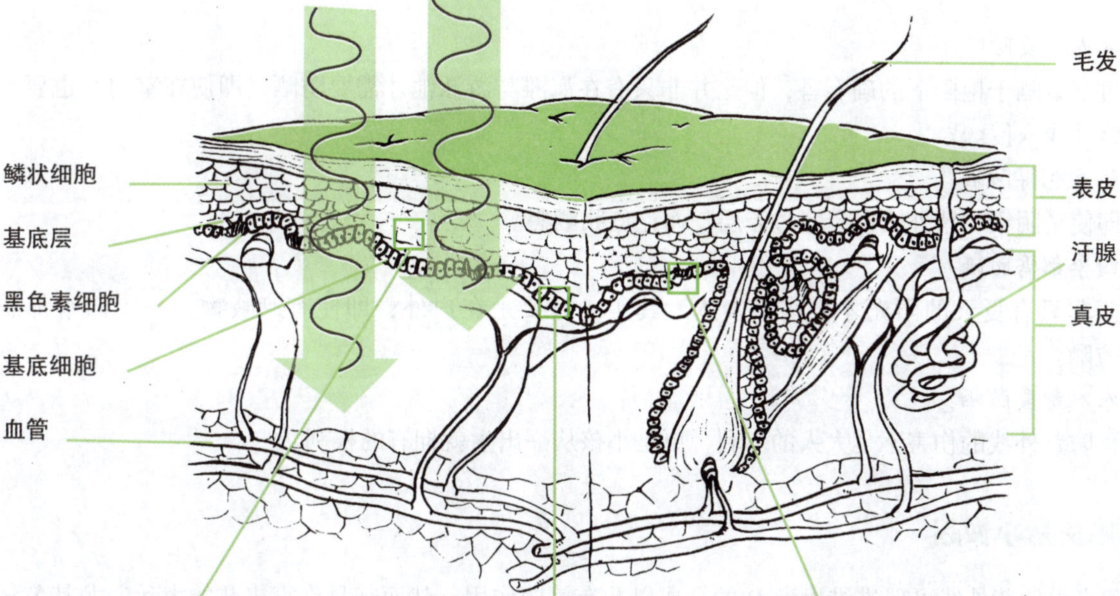

鳞状细胞癌
发生在表皮层，常肇因于曝晒在阳光及日光浴灯下。早期治疗的话通常可治愈。病程发展比基底上皮细胞癌迅速，且会转移到身体其他部位。

基底上皮细胞癌
最常见的恶性皮肤癌，通常因曝晒在阳光及日光浴灯下而起。发展缓慢，且鲜有转移情形。如果早期发现并治疗，几乎百分之百可以治愈。

黑色素瘤
是最致命的皮肤癌，可能由黑痔演变而来，也有可能由平滑的皮肤生成。发展迅速，而且会转移到身体其他部位。

1. 紫外线伤害我们的皮肤及眼睛

皮肤是人体抵抗外来病原的第一道防线。当皮肤的免疫细胞受紫外线伤害时，便会削弱人体对病毒的抵抗力。此外，在强烈紫外线照射下，会使眼睛透明的角膜混浊，引起角膜炎，或是形成结膜炎，最严重的则是造成白内障。

- 室内也要防晒

  过度曝晒于艳阳下的确有害，但是并非只有在海滩与游泳池才需要防晒，即使在室内，也要小心紫外线入侵。
- 阴天也得防晒

  即使是阴天，紫外线也会穿过云层，而让皮肤晒黑。
- 四季都需防晒

  并非只有夏天的阳光才会伤害人体，其实，只要是在户外，即使有遮蔽物，一年四季都需要防晒。
- 人人都要防晒

  预防紫外线的伤害不是大人的专利，更是小孩从一出生就拥有的权利。

2. 防晒应从小做起

阳光中的紫外线可促进维生素 D 的合成以及有杀菌作用，然而却是伤害皮肤的大敌，尤其冬日的阳光暖洋洋的，不仅大人喜欢，小孩也感到舒服，往往也因此忽略了防晒的重要性。

若未从小开始进行防晒，短期的影响是容易晒伤、沉淀色素，甚至造成皮肤耐受力下降。而且，阳光照射的剂量是终生累积的，根据国外的统计，在18岁以前，如果能每天使用SPF 15的防晒品，则罹患皮肤癌的几率可以降低78%。所以父母应了解婴幼儿防晒的重要性，并协助小孩养成防晒的习惯。

一般说来，6个月以下的婴儿应尽量避免日晒，外出时披上衣物防晒即可；至于6个月以上的婴幼儿，由于户外活动量可能增加不少，应该要再使用无香料、低过敏、防水、低刺激性的防晒品。

3. 小孩也有专属防晒品

大人使用的防晒品未必适合小孩稚嫩的肌肤，幸运的是，现在市面上有不少标榜儿童专用的防晒产品，那么，面对琳琅满目的产品，父母该如何为为小孩把关呢？

- 儿童的肌肤未完全发育，因此应选择不添加人工香料或色素的产品为佳。
- 产品剂型较细致，以适合幼童的肌肤。
- 成人的皮肤已经发育完全，较能承受刺激性，因此不管是物理性或化学性的防晒成分，大人都可以使用；不过，小孩的毛孔较细小，而物理性防晒成分是采用表层保护的方式，不会被肌肤吸收，比较温和，因此较不容易引起肌肤过敏或刺激，较为适合。

应在外出前30分钟就帮小孩涂抹防晒产品，这样才能发挥防晒功效。而防晒品并非涂抹过一次就一劳永逸，必须持续补充，尤其小孩并不会自已告诉父母他需要补充防晒品了，所以父母应加以留意。

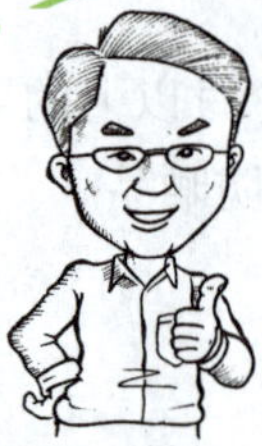

远离毒害，防毒看招

第1招：

上午10点到下午4点应避免接触在阳光下，如果一定要外出，一定要做足防晒的工作。

第2招：

家长可参考气象预报的紫外线指数（UVI），决定是否要带孩子外出，或外出时的防晒措施（注①）。

第3招：

烈日下避免长时间在户外活动，尤其应避免带孩子到海边或户外游泳池玩。

第4招：

外出时，可视情况为孩子戴上宽边帽及太阳眼镜，并穿上长袖、细编织的衣物。走动时，父母可以撑伞，并替小孩遮蔽。这样可以同时保护孩子的脸、头、耳朵和脖子。

第5招：

在搭车时，也别忽略为小孩戴上太阳眼镜保护眼睛的重要性，如果车上有遮阳帘，应该拉起。

第6招：

如果孩子要从事特殊户外活动，例如打球、戏水时，应涂抹防晒产品（注②）。

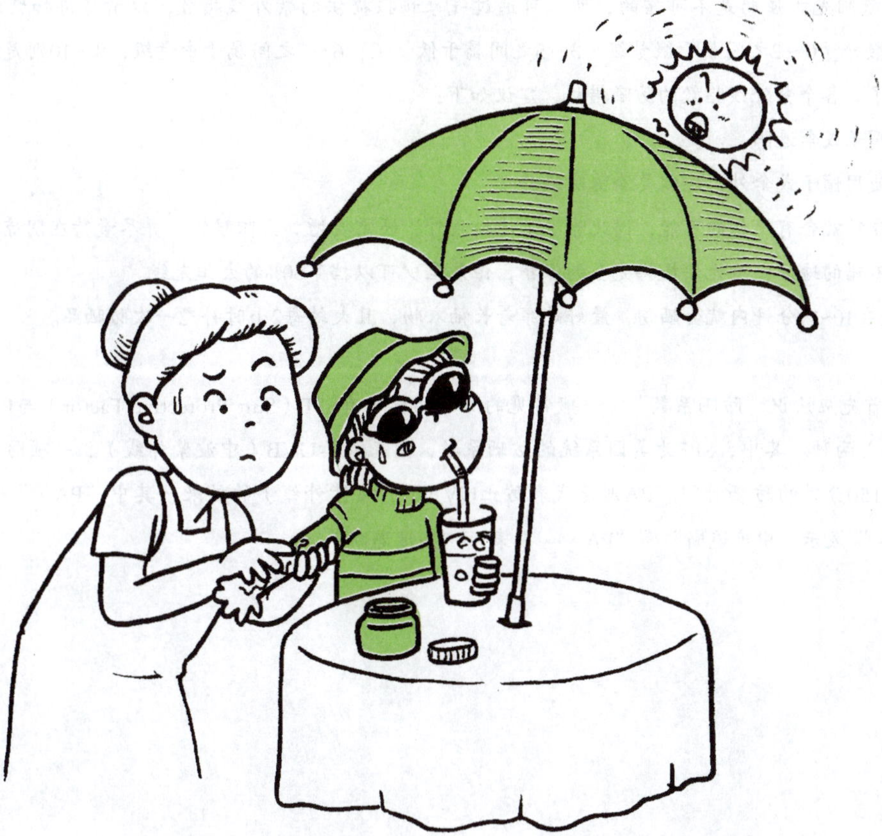

晴天带孩子外出时，请为他们戴上帽子及太阳眼镜，尽量穿长袖，并适时补充水分及涂抹防晒乳。

注：

1 光靠肉眼来判断阳光的强弱是不可靠的，所以可通过气象预报提供的紫外线指数，以清楚得知紫外线的曝晒级数。紫外线指数介于0～2之间属于微量级，3～5之间属于低量级，6～7之间属于中量级，8～10则是过量级，超过11就是危险级了。各个紫外线指数的防晒措施，建议如下：

- 0～2：利用帽子或伞遮阳。
- 3～5：除了使用帽子或伞外，还需要涂抹防晒品。
- 6～7：约30分钟就会有晒伤的可能，因此除了上述措施外，还需要增加太阳眼镜，并尽量待在阴凉处，例如树下就是不错的地方，虽无法提供完全的保护，但是至少可以挡下60%的太阳光线。
- 8～10：可能在10~15分钟内就会晒伤，最好是穿着长袖衣物，且大约每2小时补充一次防晒品。

2 选购防晒产品首先应认识“防晒系数”。一般常见的防晒品标示有SPF（Sun Protective Factor）与PA（Protection Grade of UVA）两种。其中，SPF为美国系统的防晒系数，用来表示UVB（中波紫外线），一项防晒系数为15的产品，大约有150分钟的防晒时间。PA则是代表防止UVA（长波紫外线）的效果，其中“PA +”表示“轻度遮断”、“PA ++”表示“中度遮断”、“PA +++”表示“高度遮断”。

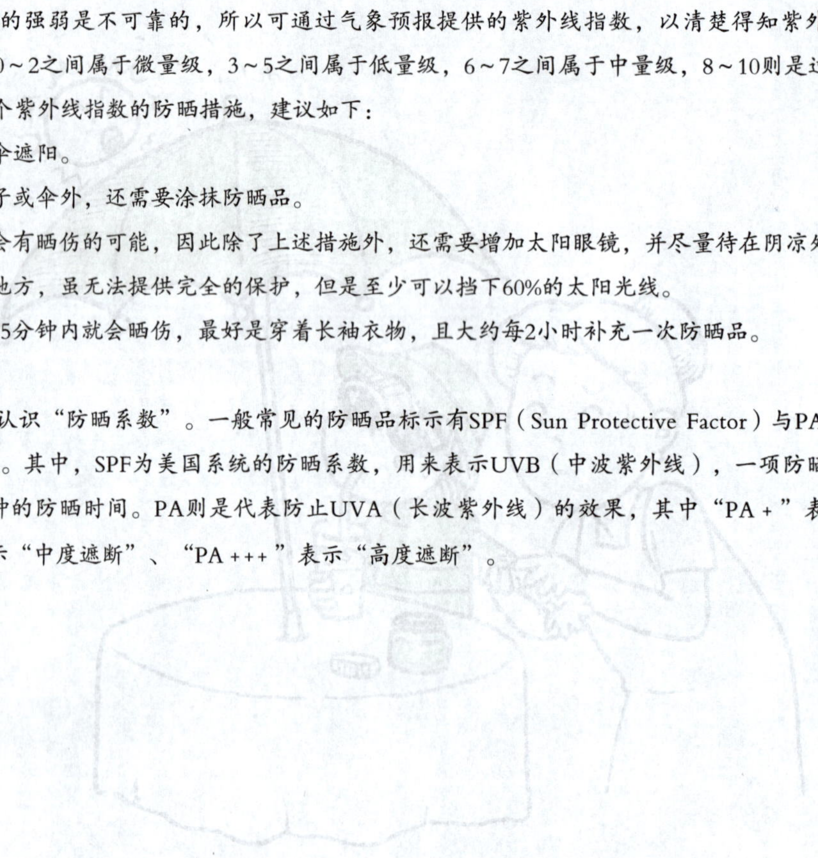

【砷防毒看招】

儿童在操场上玩 手可能接触剧毒——砷

砷就是俗称的“砒霜”，含有剧毒，它会长期在人体内累积，小孩受到砷的影响尤其大，包括将造成智力受损、致癌、引发血液及消化道问题。

毒物真相

交通大学一位教授发现，新竹科学园区附近的空气砷浓度超高，最高每立方尺（每立方尺＝0.037 0 m^3）达到0.12 μg，比起欧盟订的标准0.06 μg高出20倍。长期接触在这样的浓度之下，致癌的风险高达1/2 000。

这项结果引起极大关注，因为竹科园区自行检测值只有0.006 μg，因而建议做一次全面的环境监测，以及市民尿液的大规模检查，以了解实情。

? 什么是砷？

为什么在空气中检测到高浓度的砷，会让专家这么紧张？砷到底是什么？在回答这个问题之前，只要提出“乌脚病”一词，或许就能唤醒大多数人的记忆。在20世纪50年代，中国台湾省嘉南沿海一带居民流行一种末梢动脉血管硬化的疾病，患者脚部会变得麻木及冷感，最后皮肤形成溃疡，而衍生坏疽，更使得皮肤呈现发黑，而必须截肢甚至死亡。经调查后发现，这些居民长期饮用遭砷污染的井水，引起慢性砷中毒。

砷就是我们俗称的“砒霜”，它是一种类金属元素，无色无味，可以在生物环境中发现它的存在。砷可以和其他的元素形成不同的化合物，有些会造成严重的伤害。

? 砷在哪里?

自然界的砷来自于大气、火山爆发或森林大火。砷化合物可在土壤和岩石中发现，尤其是矿石；多数砷化合物可溶解在水中，因此常可在地下水中发现。砷也会透过土壤粉尘、矿石粉尘或是废弃物燃烧而存在空气中。

值得注意的是，人类活动所造成砷的排放，远比自然界造成的还多。砷和砷化合物经由工业或农业的制造过程进入我们的生活，例如：砷在商业上最常见的用途是作为木材的防腐剂，或是作为农用杀虫剂的成分之一。

砷会经由食物链累积，因此若鱼、虾、贝类摄取了遭砷污染的水源，而孩童又吃了这些食物，砷就会在孩童体内累积。

世界卫生组织制订饮用水中的砷标准是10 μg/kg，工作场所空气的标准是10 mg/m^3，超过这些标准，就会引起不同种类的健康问题。

归纳起来，人为的商业或工业活动产生砷的行为有：

1. 制造铜铬砷（chromated copper arsenate, CCA）

有90%工业用砷用于制造CCA，它是一种杀虫剂，通常以浸渍或加压注入等方式处理木材，用来保护木制品腐败，或防止腐败扩散。我们可以在户外的木制建筑，例如舺板、野餐桌、游乐设施等地方发现砷。

CCA从20世纪40年代开始被使用在木材的保存，20世纪70年代大部分户外的木头设施都是经过CCA加工的，不过含有CCA的加压处理木材，已经不再被使用在室内的用途如桌子、游戏玩具等。

2. 消费性产品的制造过程

砷也用在很多消费性产品的制造过程中，包含半导体、油漆、金属与医药，制造或丢弃这些东西会造成砷释放到环境中。

3. 开矿及燃煤

在开矿冶炼或燃煤的过程中，砷也会跑到大气中。

4. 饲料及堆肥

砷也会加在鸡或猪的饲料中，帮助控制疾病，饲料里大部分的砷经由动物的消化，然后形成含有砷的堆肥大便，再用这些肥料去施肥。

砷对孩童的危害

砷分成有机砷和无机砷。无机砷有很强的毒性，大量接触会造成恶心、呕吐、腹泻、心跳异常以及手脚有针扎感；长期接触无机砷可能会引起癌症，并且在手掌、脚掌及躯干出现疣状物，还会引发急性肾衰竭及神经病变。

砷会长期在人体内累积，包括头发、牙齿、内脏，甚至骨头，都可以发现。

1. 早期砷中毒的症状

砷中毒的早期症状包含：

- 肠胃疾病（胃痛、恶心、呕吐）。
- 减少血细胞制造（疲劳、心律不齐、手脚冰冷）。
- 肤色改变（皮肤暗沉，在手掌、脚掌或躯干有鸡眼或疣）。

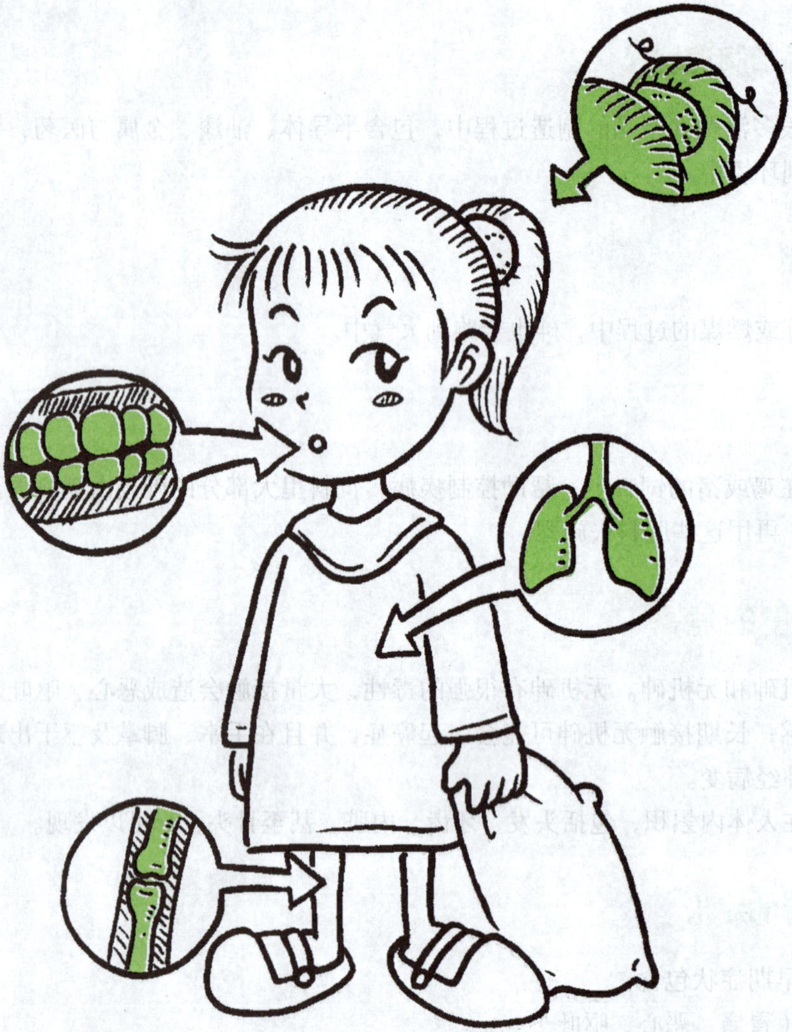

砷会长期在人体内累积，包括头发、牙齿、内脏，甚至骨头，都可以发现。

- 喉咙疾病（喉咙痛）

如果你发现自己、家人及孩童出现以上症状，请赶快去看医生。

2. 砷对孩童的危害

几乎所有有关砷的研究都着重在成人，可是孩童身体处理砷的能力不像大人一样好，所以他们更容易受到砷毒害。最近的研究发现，砷对孩童的危害有：

- 影响孩童的智力，导致学习迟缓

饮用砷污染的水，会影响孩童的智力，其他研究也指出，接触到砷跟智力降低、心理健康问题、记忆损害、学习迟缓有很大的关联性。还有，当砷和高浓度的锰或其他有毒物结合时，所造成的健康影响就更大了。

- 致癌，甚至导致死亡

高浓度的砷非常容易致死，但是低浓度且慢性接触到砷，也有可能会引起严重的健康问题。砷可能跟膀胱癌、皮肤癌、肾脏癌、鼻腔癌、肺癌、肝癌和前列腺癌有关。

- 导致流产、早产跟畸形儿

砷也会干扰身体的荷尔蒙 。动物研究发现，怀孕期间接触到砷会引起流产、早产跟畸形儿的问题。

- 引发血液、皮肤及消化道问题

还有其他的健康问题包括皮肤损害、血液循环问题、肝脏损害、胃痛、恶心、呕吐、腹泻、神经质等。

孩童是如何接触到砷的？

小孩最容易经由污染的土壤、水和一些户外有涂抹CCA 的用品接触到砷。

1. 操场、游乐场的设施

操场和游乐场里的设施、舺板、野餐桌等，这些东西含有用来防止木头腐败的砷，会跑到土壤污染孩童的手和衣服。因为小孩常常会把手放到嘴里，所以这些经过处理的木制品对于这个年龄的小孩是特别危险的。

2. 食用遭砷污染的食物

虽然动物饲料中含有砷的情况，并没有直接在鸡或猪的鸡肉组织中发现危险含量，但是我们却在动物的排泄物中发现很高的累积含量。当动物的排泄物用来当作农田的肥料时，砷就会经由土壤被植物吸收。尽管美国已经在1989年禁止农田使用含有砷的杀虫剂，但是地下水残留砷污染，仍然是另一个具有威胁性的接触渠道。

3. 经由胎盘及母乳

经由胎盘，妈妈会将砷传给婴儿；且在母乳中也同样发现含有少量的砷。

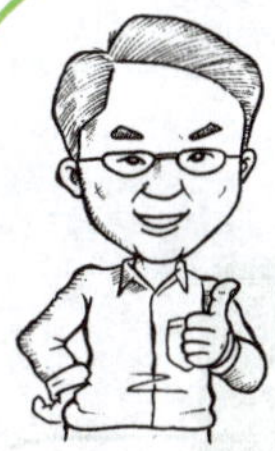

远离毒害，防毒看招

第1招：避免接触到使用CCA处理过的木制品

尽量使用没有处理过的木材，并且丢弃那些用CCA处理过的用品。而美国环境保护署已经和杀虫剂制造商合作，请他们自发性地不要把CCA用来制造家用或是放在儿童游玩区域的东西。2003年12月31日之后，不能再有任何含有CCA的木材作为居家之用。

第2招：常洗手

当你的小孩接触到游乐设施、舺板或野餐桌等木制品之后，一定要他们洗手。在使用CCA处理过的野餐桌时，一定要用光面防水桌布铺盖。

第3招：勿让脏污泥及手接触嘴巴

防止你的小孩吃到脏污泥或者将东西放到嘴巴里，因为那些东西或灰尘有可能已经被砷污染了！

第4招：使用干净水源

如果你住在砷浓度较高的水源区，买瓶装水或者用金属离子过滤器。

第5招：支持相关政策的制定

以减少在木制品、动物饲料以及饮用水源的含砷量。

铅——甜你的味蕾、毒害你的脑袋

铅带来的长期效应可以是非常严重的，特别是那些年纪较小、正在快速成长的儿童们，如果铅中毒，会造成学习障碍、成长迟缓、过动、听力受损、暴力行为甚至脑部的损害。

毒物真相

2007年，美国爆发一连串的中国制玩具回收潮。6月份，下令回收150万件中国制的汤玛士玩具火车；8月2日，回收96.7万件塑胶制学龄前儿童玩具和芝麻街玩偶型布娃娃；11月8日，回收38万件包括玩具车、玩具机器人、音乐盒等；11月12日，再度回收1.000 075亿件儿童首饰，同一天，则约有40万件玩具汽车回收；隔日，17.5万件绒布玩偶和5.1万副儿童太阳眼镜也遭到同样的命运。

在美国玩具回收潮如野火般蔓延的同时，加拿大也回收了14万支在中国制造的铅笔。英国玩具连锁店将自中国进口的儿童首饰下架。

这些被回收的玩具、文具及首饰，都是因为涂料含有高浓度的铅，对儿童健康造成严重危害。

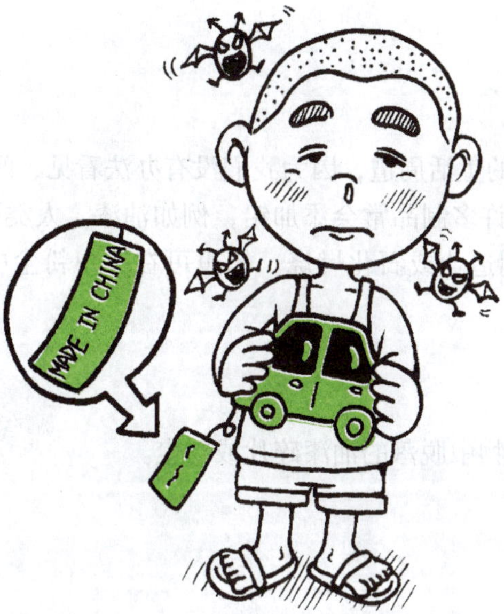

含铅玩具可能导致儿童学习障碍、成长迟缓、听力受损、暴力行为等。

? 什么是铅？

铅是一种普遍存在于自然环境中的金属。铅的使用，可以追溯到古代罗马帝国。铅醋酸用来增加食物和酒的美味，因为铅具有甜味。一般也将铅视为是制造煮饭的锅、化妆品、钱币、子弹、碗盘或颜料等最好的物料。

从那时候开始，许多有关铅的使用新方法开始发展，其中包括把铅加入颜料和汽油中。在1980年，美国平均一年使用130万t的铅，每个人则平均使用11磅。

根据美国疾病管制中心的报道显示，在20世纪70年代末到80年代早期期间，铅从汽油和颜料制品中被去除，可以发现儿童血液浓度的铅含量明显下降。但是22个儿童之中仍有1位儿童血液浓度的铅含量过高。

孩童是如何接触到铅的？

一般人并不会察觉，铅就在自己的生活周遭，因为我们没有办法看见、闻到或吃出铅的存在。

铅普遍存在于自然环境中，先前许多制品常会添加铅，例如油漆。人类可在职业环境或是大自然环境之下遭受铅接触，例如采矿、制造业或石化燃烧。铅也可在家户粉尘中被发现，尤其是老旧住宅，因为当时使用含铅的油漆。

你可以在这些地方找到铅：

- 在20世纪80年代早期的老旧建筑物中脱落的油漆碎片或粉尘。
- 受污染的土壤、空气或水。
- 进口彩绘的瓷器或陶器。
- 有墨水印字的塑胶袋。
- 工业用的肥料副产品。
- 进口的小型乙烯基百叶窗。
- 供水管线。
- 化妆品和头发染剂。
- 燃煤发电工厂排放的放射物。
- 高速公路、桥下和靠近工业区的灰尘。
- X光保护设备。
- 电脑银幕。
- 铅酸电池。

血铅浓度和铅中毒症状

分类	症状
10～25 μg/dL 小孩神经系统功能失常	● 学习能力及记忆力衰退 ● 智商较低 ● 语言能力衰退 ● 说话及听力有轻微障碍 ● 过动症的早期症状
35～50 μg/dL 轻微毒性	● 肌肉痛，感觉异常，不安，躁动 ● 偶尔有腹痛，疲倦
50～70 μg/dL 中等毒性	● 关节痛，贫血，全身倦怠 ● 体重减少，头痛 ● 注意力不易集中 ● 手脚不自觉抖动 ● 呕吐 ● 便秘 ● 广泛性腹痛
>70 μg/dL 严重毒性	● 肢体瘫痪 ● 腹绞痛 ● 脑神经病变：痉挛，意识昏迷，甚至死亡 ● 牙龈有蓝黑色的铅线

（★资料来源：林意凡，2005）

儿童可能在每天正常的手口活动中，经由手和玩具吸入铅的粉末，另外，受污染的水和空气也是吸入铅的途径。而最容易被感染的儿童通常是社会地位较低的族群。

铅对儿童造成的危害

铅带来的长期效应可以是非常严重的，特别是那些年纪较小、正在快速成长的儿童们，他们比大人更脆弱。铅造成的神经中毒范围相当广，包含学习障碍、成长迟缓、过动、听力受损、暴力行为甚至脑部的损害。当妈妈体内含有铅时，胎儿也会借由胎盘感染到铅的危害。儿童身体对于铅的吸收能力比大人容易许多，而且当儿童身体在长大时，铅分子会结合钙分子成为骨骼架构中的一部分。

美国疾病控制预防中心对于有害物质设定了一个门槛（阈值）。在门槛以下的毒物接触量都算是安全的。经过几十年，我们的科学越趋复杂精细，当研究显示浓度低于门槛时，铅的毒害仍是具有危险性的，所以门槛的设定标准不断地在下降。最新的门槛是设定在10 μg/dL（每100 mL血液中含有10 μg 的铅）。但是仍有一些流行病学专家相信对于如何使儿童避免铅的危害是没有门槛可言的。

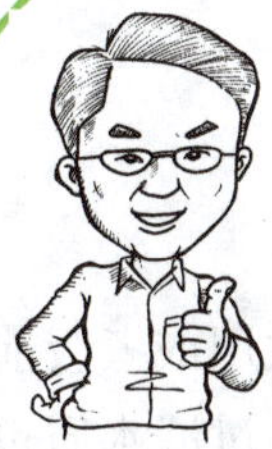

远离毒害，防毒看招

第1招：检测家中的铅含量

请找“环保署”认证的实验室，测试颜料、灰尘还有水源是否含有铅。

第2招：检测孩子的血液铅含量

专业的研究机构或医学中心可以经由简易的血液测试，精密地测出人体的铅含量，所有在6个月到2岁大的小孩都应该要接受测试。

第3招：为孩子选用铅含量在安全标准下的玩具、文具

根据美国现行标准，儿童产品的铅含量如果超过0.6%，就必须马上回收。而国际许可的含铅量上限更低，为0.06%。家长为小孩购买玩具或文具时，应选用含有ST安全玩具标识的玩具；文具方面，可参考是否通过美国ASTM-D4236皮肤敏感性与接触性测试，或拥有AP无毒标识认证等。最简易的方式，是选用有信誉的牌子，比较有保障。

第4招：减少可能含有铅的粉尘

儿童接触到的玩具、家具、窗槛和其他容易触碰的表面，都要经常用湿的布料擦拭；在吸地毯灰尘的时候，吸尘器要装有高效率空气微粒滤心的过滤器；如果奶嘴和奶瓶掉到地上一定要清洗；定期清洗填充玩具。

第5招：避免饮用铅污染的水源

如果你怀疑你家中的水路管线是使用含铅接合剂和水管，每天早上在你用水来饮用或煮饭前，请让水从水龙头流通30秒；使用冷水煮饭，因为热水会溶解水管内的铅；使用活性炭过滤水质也是有效除去铅的好方法。

第6招：常常清洗儿童的手

儿童在外玩耍、在家中玩玩具过后，吃东西或睡前，都要洗手，减少铅留在儿童手上、进入体内的机会。

第7招：不要让儿童在食物边走动

儿童在食物边走动，有可能造成含铅的灰尘掉入食物中，而后被吃掉。

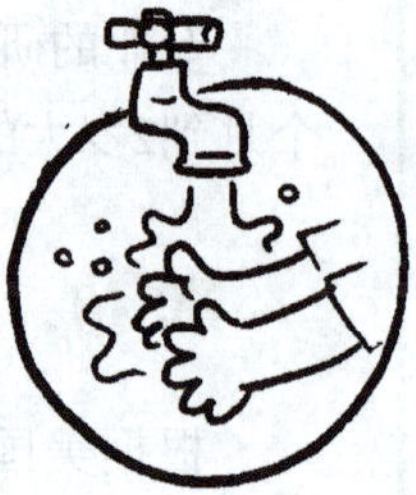

第8招：种植草皮或者用其他植物覆盖土壤

土壤含有较高的铅含量，草皮及植物覆盖会减少土壤中含铅的粉尘扬起。

第9招：使用品质较好的铅颜料或油漆（特别是使用在窗户或门上）

可以避免儿童舔或触摸有铅覆盖东西造成的威胁，但是这不能够完全解决问题，因为当摩擦发生，还是会有铅的粉尘出现。

第10招：利用胶带或纸张覆盖剥落的含铅粉尘

直到问题被适当解决后，才可以将胶带或纸张取下。

第11招：不要自己刮除油漆

刮削或者以砂纸擦摩油漆会产生铅的粉尘，会伤害你的家人。应雇用受过专业训练且有专业设备的人来解决油漆的问题，会比较安全。而所有的人必须离开该建筑物，直到所有的工程结束并且整理干净才可以回来。

第12招：怀孕或哺乳时，避免缺钙

在人体接触到铅之后，铅会和钙结合与牙齿和骨骼一起生存。如果母体因为饮食摄取不足，而需要借由骨骼的钙来补充的时候，铅会经由血液、胎盘进入到胎儿的身体。

第13招：让孩子摄取丰富的钙和铁

菠菜、花椰菜、葡萄干、豆类和低脂奶制品都是钙和铁很好的来源。

【汞防毒看招】

孕妇受汞污染　造成胎儿神经毒害

新闻报道，流感疫苗含汞，打不得？为了健康多吃鱼，反而导致汞中毒？补牙导致汞游离出来被人体吸收？这些医疗及看似健康的行为，到底出了什么问题？

毒物真相

天气转凉，进入流感高峰期，但流感疫苗的施打率却偏低，原因在于流感疫苗传出含有汞，让民众心生疑虑与恐惧。

卫生局赶紧出面强调，提供给2岁以下幼儿免费施打的流感疫苗，是不含汞的。此外，目前虽然部分疫苗含有汞，是含有“硫柳汞”，它是一种乙基汞，作为疫苗的保存剂之用，可预防微生物在疫苗贮藏与使用过程中生长，不同于造成人体伤害的甲基汞。乙基汞不但不会在人体累积，而且很容易就随着代谢被排出人体。因此施打流感疫苗，是安全的！

? 什么是汞？

汞是一种液态金属，常被使用于灯泡、电池、油漆涂料及温度计等产品中。虽然它相当有用，但同时也具有毒性，若使用不适当可能会污染环境。汞有以下几种形态：

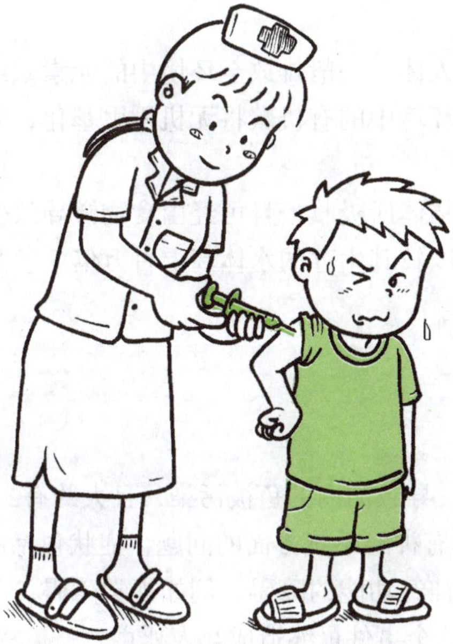

部分疫苗所含的汞是“乙基汞”，不会在人体累积或造成伤害。

1. 元素（金属态）汞

外观为银色光亮之液态，用于温度计。它会通过蒸气的形式被人体吸收。

2. 有机汞

汞与元素碳结合而成。有机汞最常见的形态是甲基汞，为脂溶性，并可轻易地通过血脑障壁及胎盘。人体接触的途径是通过蒸气或由消化道吸收。

3. 无机汞

汞与不含碳的物质结合而成。汞盐为无机汞的一种。无机汞通常为白色粉末或结晶状，此种形态的汞常被使用于医药上。硝酸汞被使用于帽毡工业的硫化毛毡之过程，因此毡帽工业的工人有时会有汞中毒的征兆并出现“疯帽匠”症状。

不同汞的形态会以不同的方式影响人体。一般排放至环境中的元素汞或无机汞并不容易累积至生物体内，但如果借由微生物作用，利用环境中的有机碳将无机汞甲基化，元素汞或无机汞就会转变成甲基汞。

甲基汞可以溶于脂质当中，易为生物体所吸收，且可经由食物链导致生物浓缩现象而有生物放大效应，因此在鱼体内所累积的甲基汞浓度较其生存的水体高上百万倍，尤其在大型肉食性鱼类的体内特别高。

历史上有几件著名的汞污染事件：

- 日本水俣湾

20世纪50年代有机汞被倒入水俣湾，导致湾内的鱼被污染，且大约有2 000位吃这些鱼类的人受到毒害。这些人当中，孕妇生下的小孩7%有神经系统方面的问题，症状包括肢体不协调、不正常反射动作、癫痫及语言障碍。有些成年人也有神经功能的障碍，例如视觉障碍、颤抖、恶心、听力损失、沮丧、心智紊乱、欲望减退及记忆障碍。这个事件最终造成46人死亡。

- 伊拉克

1972年大约有6 500人，因食用遭受汞杀菌剂污染的小麦所做的面包而生病，并有459人因此而死亡。

- 法罗群岛（北大西洋）

1984年，有一项研究调查食用含汞鲸鱼肉的母亲其小孩甲基汞接触的影响。结果发现7岁的孩童若是其母亲头发汞浓度在10~20 mg/kg之间，则他们较其他低汞接触的孩童，有语言、注意力及记忆方面分数较低的状况。不过有趣的是，另一项在位于印度洋的赛席尔群岛（Seychelles）的研究，并没有发现类似的情况。

汞在哪里？

1. 大自然界

汞是存在于地壳中的自然物质，在火山爆发的过程中会释放出一些汞蒸气。

2. 工业副产品

汞存在于煤矿和石油化学产物，通过石化燃烧进入大气中。汞也是火力发电厂的副产品，它会被释放到空气中，然后又回到地表。冶金的过程中会使用汞，将矿砂中的杂质与金分离。

3. 制造产品时的添加物

例如在1990年之前，汞会加入油漆涂料之中；工业的电镀、印刷，农业的杀虫剂、除霉剂等，都含有汞。

4. 日常生活用品

金属汞常被使用在灯管、温度计、血压计、水银开关等量测设备及电池和化妆品、皮肤美白保养品等。

5. 医疗用途

疫苗、伤口消毒、牙科补牙填充物等。

汞在哪里？（举例）

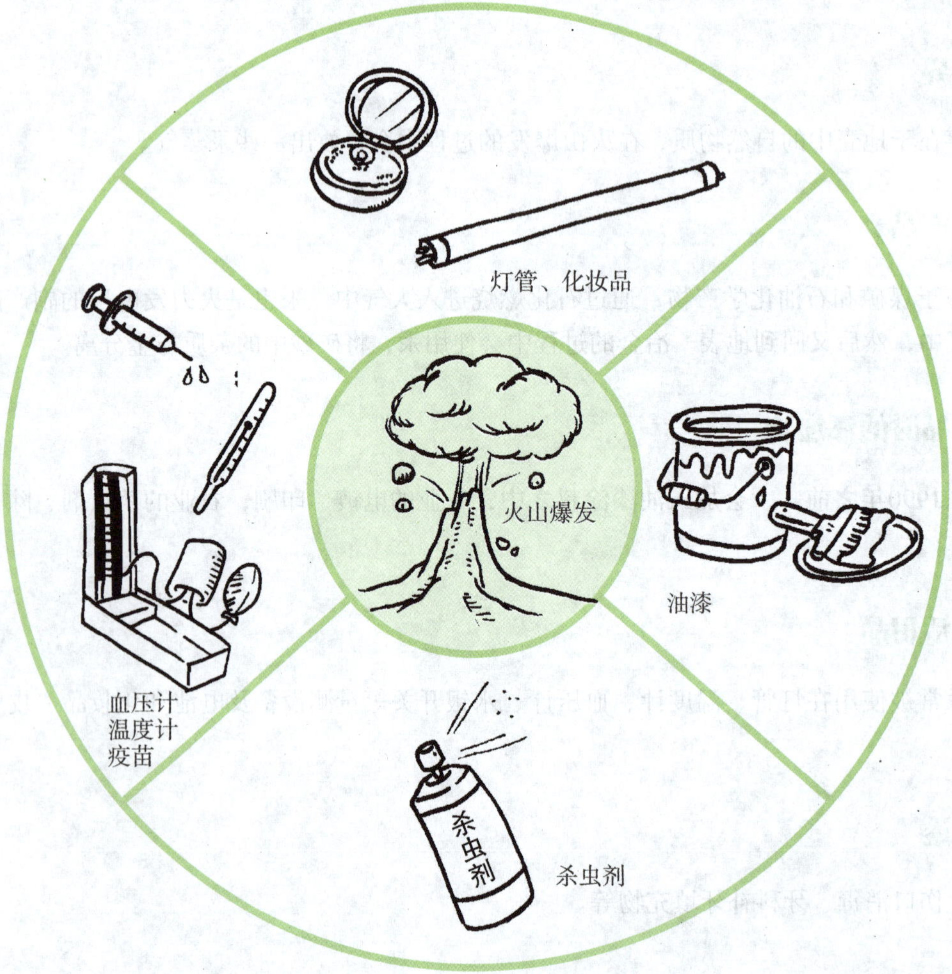

6. 生物累积

汞在大气中长途传播，并沉降到水体，然后以甲基汞（methylmercury）的形式累积在鱼体当中。

汞对孩童的危害

美国疾病管制局最近所公布的资料指出，每6个分娩的美国妇女中，就有1个血液中汞的含量超过美国科学研究院（American Academy of Science）建议的安全标准，可能危害胎儿的健康，另外环境工作小组的报告在10个新生儿的脐带血也中都检验出汞的含量。

汞对孩童及胎儿的影响包括：

1. 影响神经系统

甲基汞会锁定目标并杀死神经系统中特定区域的神经元，包括：大脑中的视觉皮层、小脑、背根神经节。汞杀死神经元的机制包括：

- 蛋白质的抑制。
- 线粒体功能的干扰。
- 神经元中离子交换功能的直接影响。
- 神经传导物质的干扰。
- 神经元结构的破坏。

2. 影响胎儿全身功能的发展

甲基汞对发育中的胎儿特别具危险性。甲基汞具高毒性并可通过胎盘及血脑障，由于汞会被快速地吸收且不能有效地被排出，因此会在发育中胎儿的脑部累积浓度，导致幼儿学习及心智发展迟缓，并且伤害胎儿的肾脏、生殖、心血管、肺脏、消化系统等功能发展。

接触到汞的胎儿，在生下时会有类似脑性麻痹、痉挛及其他行动异常、抽搐，视觉问题及异常的反射动作。因汞中毒而死亡的胎儿的脑部发现在小脑及整个大脑皮质都有神经元的减少。此外汞还会阻止神经元在脑部找到其适当的位置，影响脑部的发育。

3. 胎儿的神经毒害

母亲若受到严重的汞污染，会造成胎儿的神经毒害，造成如精神障碍、畸形、免疫系统、生殖系统、心血管及肾脏功能变异等问题。

孩童是如何接触到汞的？

1. 吸入汞蒸气

例如打破日光灯或水银温度计，导致汞外泄变成汞蒸气。

2. 食用或饮用被汞污染的食物（特别是鱼类）或是饮水

汞会经由鱼的鳃进入鱼体内。当鱼类食用被汞污染之浮游生物或是较小的鱼类时，汞就会慢慢在食物链中累积。通常含有较高浓度汞的鱼类包括鲨鱼、旗鱼及大型的鲔鱼。美国环保署已经制订人所吃的鱼体内汞含量标准，不得超过1 mg/kg。

3. 皮肤接触

玻璃温度计含有汞，因此必须适当清理。

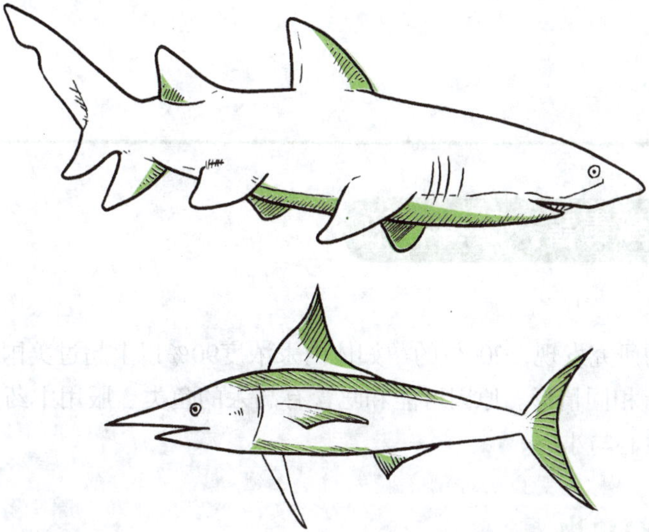

大型鱼类如鲨鱼、旗鱼、鲔鱼，体内有高浓度的汞。

4. 误食用含有汞的物质

举例来说，幼童可能食入含有汞的电池。打破的日光灯及长荧光灯管也含有汞，这些来源少量的汞都有可能被意外食入。

5. 填补牙齿

汞是填补牙齿时所用的合金之一，随着时间会由填补处释出。

如果想要了解孩子体内的汞浓度，可以由血液、尿液及头发样本测量。人体在正常未接触汞的情况下，体内的汞浓度约为 2 mg/kg（头发）或 3~4 μg/dL（血液）或 25 μg/dL（尿液）。当头发汞浓度到达约50 mg/kg 时，人体就可能会产生神经的损伤。由于头发会持续地生长，因此它可用以记录一个人何时接触多少量的汞。

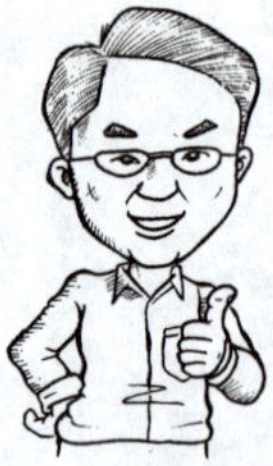

远离毒害，防毒看招

台湾学者最近的研究发现，200位的孕妇体内汞浓度90%以上超过美国的建议安全值标准，而且脐带血汞浓度也有相同情形。原因可能和吃含有高汞的鱼类、服用中药、补牙、空气含汞等因素相关，值得大家关心与小心。

第1招：聪明选择食物

一般说来，体型大的海鲜，汞累积含量也较高，掠食性鱼类如剑旗鱼、鲨鱼、鲭鱼和马头鱼等。生长于受汞污染海域的鱼类，体内含汞量也高。所以幼儿和怀孕（或是适合生育）的妇女，应尽量少吃这类鱼。

美国食品药物管制局建议，妇女和幼儿每周摄取12盎司（1盎司=28.349 5 g）（平均两餐）以下的白虾、罐装轻鲔鱼（light tuna）（注 1）、鲑鱼、鳕鱼、鲇鱼等低汞海鲜或鱼类较为恰当，像鲔鱼这种高汞含量的鱼类，美国食品药物管理局建议每周不要超过6盎司的摄取量。

植物性的食物虽然也会被汞污染，但相对来说量较少，也较不严重。

第2招：避免使用汞合金的补牙物

补牙最常使用汞齐来填补。汞齐包含了银、锡、铜、汞，当这些物质被混合在一起时，它们会形成一种稳定的状态。近150年来，用汞齐补牙被认为是有效且相对便宜的方式。然而许多人会担心因补牙而接触到汞。

针对此，美国牙医协会经文献探讨后发现汞齐补牙很安全，除非你对汞齐中的其中一项物质过敏。不过在欧洲，尤其是北欧，则推行所谓的零汞运动（mercury zero），认为只要有一点汞都不应被允计。

所以建议，如果是孕妇，仍应该尽量避免使用汞合金的牙齿补缀物补牙，以免影响腹中的胎儿。

第3招：避免使用含汞的日用品

例如使用耳温枪或电子温度计代替传统含汞温度计。家长及孕妇应避免使用含汞的化妆品及身体保养品。

第4招：妥善清理破碎测量计的汞

以温度计为例，在清理时可以采取以下步骤：

（1）如果附近有儿童，请将他们安置在安全的地方。

（2）脱下身上的首饰以免被污染。

（3）用硬纸板将汞舀起来，将汞装在一个小玻璃瓶内，将瓶子加盖。

（4）妥当地丢弃装有废弃汞的小瓶子。许多社区都有特殊毒性废弃物处理厂或是回收处。

（5）处理完毕请一定要洗手。

（6）千万不要使用吸尘器来清理水银微粒，因为吸尘器会被污染并将汞蒸气散播至空气中。

台湾省“环保署”将自2008年7月1日起，分阶段禁止水银体温计输入、贩卖，优先禁止水银体温计流入一般家户及其他非医疗机构，并逐步扩大管制层面至医疗机构（注 2 ）。

第5招：妥善回收废电池、废灯管等

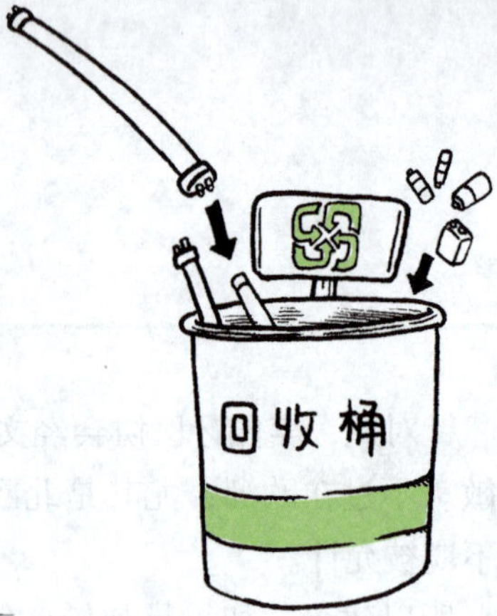

废电池及灯管应妥善弃置，勿随便乱丢，台湾省的“环保署”已建立良好的日光灯管及干电池等含汞产品回收机制，便利商店、连锁超级市场以及资源回收垃圾车，都设有回收桶。此外，“环保署”并在2006年9月起对含汞干电池实施禁限用的源头管制措施。

第6招：督促“政府”推行相关法令，并要求制造商遵守

长期来说，须帮忙推动电力公司或者其他较大的水银污染制造者改变现状，并且使用一些技术减少污染。也可与民间环保团体配合，一同敦促“政府”推动相关的政策。

注：1 鱼类罐头，如果标明是轻鲔鱼（light tuna），含汞量较低，如果是白鲔鱼（white tuna），则含汞量较高。
2 美国密执安州的Ann Arbor市及明尼苏达州的Duluth市已经禁止贩卖含汞温度计了。

如何减少儿童砷、汞、铅的接触？

有些共同的方法，可以让你的孩子避免受到砷、汞、铅这3种毒物的伤害：

(1)维持家中干净，定期打扫；用水清洗窗户、窗台和地板。

(2)如果家中有人吸烟，应到户外抽烟并且在抽烟时远离小孩，并注意你的小孩是否会吸到二手烟。

(3)在孩童进食、午睡和睡觉前，确实使用肥皂和清水清洗孩童双手。

(4)使用肥皂和清水彻底清洗小孩的奶瓶、玩具等物品。

(5)别让小孩含或咬一些上漆的物品，并仔细检查家中木造家具是否有孩童啃咬的齿痕。

(6)进门前脱下鞋子，防止土壤和灰尘进入屋内。

(7)让孩童拥有均衡的饮食，包括摄取足够的钙质、铁质、蛋白质和锌。营养不足会增加身体对危害物质的吸收。

(8)小心使用或丢弃含砷、汞、铅、镉的消费品，如温度计、电池等。

(9)如果你必须焊接、烙铁或是在瓷器、玻璃上上釉，请在户外进行或是找个通风良好的场所，并远离孩童。

(10)若你工作时会接触到这些金属，回家前请记得先冲澡并更换衣服、鞋子，例如油漆工人、装潢工人、电池制造工人、辐射工作者或是汽机车维修者。

【后记】

有关部门可以为我们的孩子做什么？

我们的孩子可能暴露在各式各样不同毒害的环境毒物中，面对这种情况，有关部门到底可以为我们的孩子做些什么呢？我认为有几个方向可以思考：

第一，加强对民众的毒物风险教育

毒物的种类、来源、传播途径、对身体的健康影响、目前各种毒物的浓度及预防解决之道，这些相关的资讯、知识都必须让民众有所了解，也就是应该针对这些议题规划一系列的教育措施。让科学、专业的知识，通过教育，由浅入深地、广泛地提升民众对毒物风险的认知。

第二，有计划地监测环境中各种毒害物质的浓度

一般民众并不知道孩子所吃的东西、喝的水、吸的空气里面，到底含有哪些毒害物质？为什么会产生这些物质，它的来源是什么。最重要的是，这些物质的浓度到底有多少，这些专业的分析技术，非一般民众所能完成，就算民间机构做了一些努力，但能了解的、能做的也有限，所以由有关部门提供一个周详、完整的监测计划，就不可或缺了。

这样的监测计划可以随时掌握环境毒物时空的变化，也能够让民众适时地了解儿童们所身处的环境中，到底有多少种类的毒害物质，浓度到底有多少。此外，每一种毒害物质在环境中的标准浓度，也应该有一个比较明确的规范或是建议，如果没有，则至少要有一个可以参考引用的国际标准，让民众可以了解自己身处的环境中的毒物，与其他地方相比到底是高还是低。换句话说，有关部门若不适

时地监测与公布，这些毒害物质就有如隐形的杀手般，围绕甚至侵入儿童身体，而我们却不自知。

第三，宣导民众该如何因应环境毒物

预防胜于治疗，这是保护健康最好的策略，但是如何预防，如何因应，需要有专业的指导。有关部门可以发展各式各样的环境毒物预防之道，或是趋吉避凶的方法，教育民众，让民众在食、衣、住、行、育、乐中，去避免儿童过度的接触。当然，有关部门除了提供预防之道，首先必须先有一个把关的动作，避免毒害物质充斥在儿童的生活环境中。换言之，一个有干净的空气、干净的水源、安全卫生的饮食及安全卫生的生活环境，是必须优先建构的。

第四，有效精确地与媒体沟通

生活环境中的毒物危害儿童的可能性日益增加，透过媒体的报道，更加重了这些议题的惊恐性与迫切性，如何有一个可以相信、可以精准传递相关信息的媒体，也有赖于有关部门专业的沟通与资讯的提供。现实发现，有关部门在发布环境毒物相关信息时，专业度有之，但是却不够浅显易懂，平易近人，于是媒体“各显神通”“各自表述”，形成“百家争鸣”的现象，因而加重了民众的疑虑。所以，有关部门能否做好与媒体之间的毒物风险沟通，进一步善用媒体来与大众有效沟通，在未来是一件急迫需要的事情。

【附录1】

哪些机构可以帮忙检验体内的毒素？

在看了这么多跟生活中毒物相关的文章之后，读者也许有一股冲动想要知道自己、家人或孩子的体内到底有多少毒素？事实上，体内的毒素可以透过检验得知。只要将检体（包括血液、尿液、头发或指甲）送到专业的检验机构去分析，就可以知道身体内有哪些种类的毒害物质，浓度是多少，是否有超过建议的安全浓度等。

一般来说，毒害物质分为有机（如多氯联苯、戴奥辛、农药等）和无机（重金属：汞、铅、镉、砷、铜、锌等）两大种类。这些毒物在身体里面的浓度其实是相当低的，想要快速轻易地检验出来是非常不容易的一件事。唯有很好的专业分析仪器及素质优良的检验人员，才能得到精密准确的检测结果。

目前有能力从事这种检验的机构，包括有关管理部门、民间代检验业、医疗院所及部分大专院校。这些机构，并非都有能力检测每一种毒物，有些可能只局限于某些专长的项目，而且收费也没有一定的标准，可能需要由市场机制决定收费标准。似乎有一些机构，有能力收案之后，再委托其他单位分别检验需要的项目，这样的服务，收费当然也就更高了。

如何寻找相关代检验机构？

可从以下几个方向洽询：

1. 公家机构

可洽询台湾省“卫生署”药物食品检验局、“环保署”环境检验所、各县市卫生局。

2. 公私立大学及研究单位

例如可洽询台湾省的“中央研究院”、“国家卫生研究院”、台湾大学、阳明大学、成功大学、清华大学及正修科技大学等。

3. 民间代检验者及医疗院所

例如可在台湾“行政院卫生署”及“环保署”的网站，查询各县市检验机构。

想要了解大人或小孩体内毒物的种类与浓度，当然要有科学的证据或数据作为基础，所谓“知己知彼，百战百胜”，要赢得健康，就要先了解自己的身体状况。如同我们平常也会做全身健康检查，血压、胆固醇、血糖、三酸甘油酯等，都是最基本的检验项目。因此，如果需要检测，一定要谨慎小心地选择一个可以信赖的检验单位，数据品质才有保证，进而才能对健康有更好的保障。

【附录2】

参考资料及机构

一、期刊及报告

1. Human Biomonitoring of Environmental Chemicals: American Scientists: 92, 2004
2. Association of Low–level Ozone and Fine Particles with Respiratory Symptoms in Children with Asthma: JAMA 290., 2003
3. Time Trends of Persistent Organic Pollutants and Heavy Metals in Umbilical Cord Blood of Inuit Born in Nunavik between 1994 and 2001: Environmental Health Perspect.111, 2003
4. Pilot Study of Urinary Biomarkers of Phytoestrogens, Phthalates, and Phenols in Girls: Environmental Health Perspect.115, 2007
5. Renal and Neurologic Effects of Cadmium, Lead, Mercury, and Arsenic in Children: Evidence of Early Effects and Multiple Interactions at Environmental Exposure Levels: Environmental Health Perspect.114, 2006
6. Childhood Cancer: A Growing Problem: Environmental Health Perspect.106, 1998
7. Pediatric Environmental Health–2nd Edition. American Academy of Pediatrics, 2003
8. Environmental Fellow of American Association for the Advancement of Science U.S.A., 2004
10. America’s Children and the Environment. EPA, U.S.A.,2003
11. Children’s Environmental Health– Frequently Asked Questions. Minnesota Department of Health, 2007

二、省内外网站及单位

1. householdproducts.nlm.nih.gov
2. www.chec.greenhome.com
3. www.housekeeping.about.com/cs/environment/a/alternateclean.htm
4. www.beyondpesticides.org
5. www.Checnet.org

6. www.epa.gov/ostwater/fish
7. www.epa.gov/pesticides/antimicrobials/reregistration/cca
8. www.airnow.gov/index.cfm?action=partical.cover
9. www.epa.gov/safewater/arsenic/basicinformation.html
10. www.epa.cov/waterscience/fishadvice/factsheet.html
11. www.cdc.gov/cancer/skin
12. omih.mc.ntu.edu.tw/creod/iosh/articles/Pb.htm

三、研究报告及报道

1. The National Learning and Developmental Disabilities Initiative: An Analysis of the Third CDC Biomonitoring Study / www.iceh.org/LDDI.html
2. Dangerous Chemicals in the Home / www.nrdc.org
3. Toxic Nation. Pollution, it' s in you! / www.environmentaldefence.ca
4. Canada' s Toxic Kids: Pollutants Contaminate Children' s Bodies / www.environmentaldefence.ca
5. Institute for Children Environmental Health (ICEH) / www.iceh.org
6. NRDC: Mercury Contamination in Fish– Protect Yourself and Your Family / www.nrdc.org/health/effects/mercury/protect.asp
7. Chlorinated Pool Attendance, Atopy, and the Risk of Asthma during Childhood / www.ehponline.org
8. PCB Lightening Ballasts in Schools / www.epa.gov
9. What You Can Do to Protect Children from Environmental Risks / www.yosemite.epa.gov/ochp/ochpweb.nsf/content/tips.htm
10. A Report on Pollution in Canada Families / www.toxicnation.ca
11. EWG Report Ⅱ Body Burden 2– The Pollution in Newborns / www.ewg.org/reports/bodyburden2

四、省内机构

1.台湾“中华民国行政院环境保护署”
2.台湾“中华民国”儿童癌症基金会
3.台湾“中华民国行政院卫生署”国民健康局
4.台湾环境品质文教基金会：环境荷尔蒙及持久性有机污染物研讨会论文集

图书在版编目（CIP）数据

别让孩子在毒物中长大/韩柏柽著.—北京：中国农业大学出版社，2008.11

ISBN 978-7-81117-604-9

Ⅰ. 别… Ⅱ. 韩… Ⅲ. 少年儿童－保健 Ⅳ. R179

中国版本图书馆CIP数据核字（2008）第165075号

书　　名　别让孩子在毒物中长大

作　　者　韩柏柽　著

策　　划　六睿工社

责任编辑　潘晓丽

封面设计　东方黑马

出版发行　中国农业大学出版社

社　　址　北京市海淀区圆明园西路 2 号

邮政编码　100193

电　　话　发行部 010-62731190,2620

编辑部 010-62732617,2618

读者服务部 010-62732336

出　版　部 010-62733440

网　　址　http://www.cau.edu.cn/caup

e-mail　cbsszs@cau.edu.cn

经　　销　新华书店

印　　刷　涿州市星河印刷有限公司

版　　次　2009年 1月第1版　2009年 3月第2次印刷

规　　格　889×1194　24开本　9 印张　237千字

定　　价　19.80元

图书如有质量问题本社发行部负责调换